Hefte zur Unfallheilkunde
Beihefte zur Zeitschrift „Der Unfallchirurg"

Herausgegeben von:
J. Rehn, L. Schweiberer und H. Tscherne

191

Ludwig Faupel

Durchblutungsdynamik autologer Rippen- und Beckenspantransplantate

Mit 38 Abbildungen und 13 Tabellen

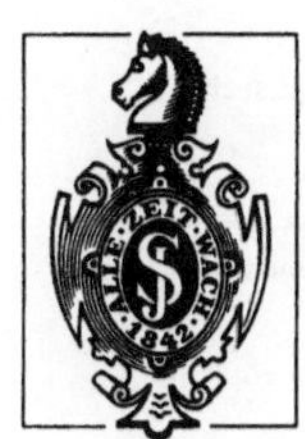

Springer-Verlag
Berlin Heidelberg New York
London Paris Tokyo

Reihenherausgeber

Prof. Dr. Jörg Rehn
Mauracher Straße 15, D-7809 Denzlingen

Prof. Dr. Leonhard Schweiberer
Direktor der Chirurgischen Universitätsklinik München-Innenstadt
Nußbaumstraße 20, D-8000 München 2

Prof. Dr. Harald Tscherne
Medizinische Hochschule, Unfallchirurgische Klinik
Konstanty-Gutschow-Straße 8, D-3000 Hannover 61

Autor

Priv.-Doz. Dr. Ludwig Faupel
Gertrudis Hospital, Chirurgische Abteilung
Kuhstraße 23, D-4352 Herten-Westerholt

ISBN-13: 978-3-540-18456-0   e-ISBN-13: 978-3-642-95556-3
DOI: 10.1007/978-3-642-95556-3

CIP-Kurztitelaufnahme der Deutschen Bibliothek. Faupel, Ludwig: Durchblutungsdynamik autologer Rippen- und Beckentransplantate / Ludwig Faupel. – Berlin ; Heidelberg ; New York ; London ; Paris ; Tokyo : Springer, 1988
(Hefte zur Unfallheilkunde ; H. 191)
ISBN-13: 978-3-540-18456-0

NE: GT

2124/3140-543210

Danksagung

Ich danke Herrn Professor Ecke für die Überlassung des Themas der vorliegenden Arbeit und für seine wissenschaftlichen Anregungen und Denkanstöße, die zum Gelingen der Arbeit beigetragen haben.

Des weiteren gilt mein Dank Herrn Professor Schaper, Leiter der Abteilung für experimentelle Cardiologie am W.G. Kerckhoff Institut der Max-Planck-Gesellschaft in Bad Nauheim, der mir die Durchführung der Experimente möglich machte. Seine großzügige wissenschaftliche und finanzielle Unterstützung machte das Zustandekommen der Experimente möglich. Für die wissenschaftliche Beratung, die Versorgung mit Mikrosphären und die Computerauswertung danke ich Herrn Dr. Winkler und Herrn Stämmler.

Herrn Professor Kracht, Leiter des Zentrums für Pathologie der Justus-Liebig-Universität Gießen, danke ich für die uneingeschränkte Möglichkeit, an seinem Institut die histologischen Präparate von Herrn Deckert anfertigen zu lassen und sie dort auszuwerten.

Im besonderen danke ich Herrn Professor Schulz, Leiter des Knochenlabors im Zentrum für Pathologie, für seine stetige Bereitschaft, mir wissenschaftliche und praktische Hinweise auf dem Gebiet der Histomorphologie zu geben.

Es sei Frau Schormann und Herrn Quoika für die Mithilfe bei der Textverarbeitung am klinikeigenen Computer gedankt.

Herrn Möbs danke ich für die vorbildliche Pflege der Versuchstiere.

L. Faupel

Inhaltsverzeichnis

1 Einleitung

1.1 Geschichtliche Entwicklung der Knochentransplantation

Sieht man von ganz vereinzelten, wissenschaftlich unscharfen Berichten über heterologe Knochentransplantationen beim Menschen aus dem 17. und 18. Jahrhundert ab [25], beginnt die systematische Erforschung der Knochenverpflanzung 1830 mit Xaver Eduard Leopold Ollier [134] und 1836 mit Bernhard Heine [73]. Ihre Kenntnisse über das Verhalten frei verpflanzter Knochenspäne stellt die festgefügte Basis dar, nach der alle folgenden Wissenschaftler ihre Knochentransplantationslehren orientieren.

Drei wichtige Erkenntnisse erwarb Ollier durch seine klassischen Experimente und seine klinischen Arbeiten [134]. Erstens erkannte er die Minderwertigkeit der damals üblichen heteroplastischen Transplantate und schlug wegen der besseren Einheilungsaussichten die Verwendung von Homoplastiken aus frisch amputierten Gliedmaßen vor. Zweitens blieb es Ollier vorbehalten, auch die ossifizierende Funktion des übertragenen Periosts in Verbindung mit einer Durchwachsung des Transplantats mit Blutgefäßen hinzuweisen. Seine dritte und vielleicht wichtigste Annahme umfaßt das Überleben von Transplantatanteilen, die das Einheilen fördern. Damit gilt er als Gründer der sog. Osteoblastenlehre.

Er berichtete bereits 1890 auf dem Internationalen Medizinischen Kongreß in Berlin über günstige Heilverläufe frischer autologer und homologer Knochentransplantationen am Menschen [115].

Barth, ein Zeitgenosse Olliers, hingegen gilt als Schöpfer der reinen Metaplasielehre. Diese besagt, daß das Transplantat vollständig zugrunde geht, ohne das geringste für seine Einheilung beitragen zu können. „Eine Transplantateinheilung mit Erhaltung des Zellebens gibt es nicht!" [6]. Der untergegangene Knochen diene lediglich als Matrize für das ossifikationsfähige Keimgewebe, das aus dem Transplantatlager stammt. Für diesen Vorgang prägte Barth den Begriff der schleichenden Substitution.

Konsequenterweise schloß er aus dieser Überzeugung, daß es gleichgültig sei, ob man lebenden — mit oder ohne Periost bedeckten —, toten Knochen oder Ersatzmaterial, wie Elfenbein, verwende.

Von dieser Anschauung nicht überzeugt, setzte sich 1905 Erich Lexer (1867–1938) das Ziel, v.a. durch klinische Versuche den Wert der verschiedenen Arten der Knochentransplantate zu untersuchen, und so Klarheit über die sich entgegenstehenden Ansichten Olliers und Barths zu gewinnen [112, 113, 114, 115]. Lexer kamen die Ergebnisse der experimentellen Versuche von Georg Axhausen (1877–1960) entgegen, der sich v.a. mit den Vorgängen an der Gewebegrenze zwischen Transplantat und Lager befaßte [3, 4]. Er erkannte erstmalig, daß überpflanzte Osteoblasten unter günstigen Bedingungen durch den „Saftstrom" des Wirtslagers vital bleiben und bereits nach wenigen Tagen Osteoid bilden. Einhundert Jahre später, 1963, führte R.D. Ray in seinen Untersuchungen mit thymidinmarkierten Zellkernen den wissenschaftlichen Beweis für das Überleben von Transplantatzellen und bestätigte Olliers Lehre [149].

Die „osteogenetischen Kräfte eines frischen lebenswarm verpflanzten autologen Transplantats" so fand er, beteiligen sich am Umbau der absterbenden Knochensubstanz.

Somit standen sich die Metaplasielehre von Barth und die Osteoblastenlehre von Ollier und Georg Axhausen gegenüber.

Sorgfältig ausgewertete Tierexperimente und langjährige klinische Beobachtungen führten Lexer zu einer Synthese der geltenden Lehrmeinungen [114, 115]. Unter Einbeziehung wesentlicher Erkenntnisse der 3 namhaften Forscher kam er zu der Überzeugung, daß „je rascher das periosttragende Transplantat ernährt wird, desto mehr Osteoblasten können lebens- und wucherungsfähig bleiben, und umso eher wird die knochenbildende Tätigkeit des einwachsenden Keimgewebes gegenüber seiner resorbierenden Eigenschaft hervortreten" [115].

Er stellte eine Zweckmäßigkeitsskala von verschiedenen Knochentransplantaten in folgender Reihenfolge auf:

1. Autologer, periostbedeckter Knochenspan
2. Autologer, periostloser, frischer Knochenspan
3. Artfremder, periostbedeckter, Knochenspan
4. Ausgekochter Leichenknochen
5. Mazerierter Knochenspan

In diesem Zusammenhang prägte er die Begriffe des ersatzstarken, ersatzschwachen und ersatzunfähigen Transplantatlagers [115]. In dem ersatzstarken, gut durchbluteten Lager überwiegt die Osteogenese des ortsständigen Keimgewebes, im ersatzschwachen, minderdurchbluteten Lager hingegen fällt das Transplantat eher der resorbierenden Kraft des Keimgewebes zum Opfer.

Bei einer Knochentransplantation treten das Wirtslager und das Transplantat in eine mannigfaltige Wechselwirkung. Bis zu einem gewissen Grad kann man die Transplantation mit 2 Wundflächen vergleichen, allerdings mit dem Unterschied, daß das Transplantat keinen nutritiven Hintergrund mehr besitzt. Im Wirtslager setzen prinzipiell die selben proliferativ-reparativen Vorgänge ein, wie bei der Wundheilung [117, 207].

Das Einheilen eines Transplantats stellt somit ein multifaktorielles Geschehen dar (Abb. 1), bei dem die einzelnen verbindenden Faktoren in unterschiedlichem Grad hervortreten und beteiligt sein können [207]. Den wohl wesentlichsten Faktor stellt die Vaskularität der beiden beteiligten Knochenseiten dar [98]. Daneben spielen das Mark, das Endost und das Periost eine wesentliche Rolle [14, 65, 93, 135]. Ebenso kommt der Stabilität des Wirtsknochen als auch der engen mechanischen Kontakte des transplantierten Knochens zu seiner Unterlage eine ausschlaggebende Bedeutung für die Einheilung des Transplantats zu [24, 45, 83]. Immunologische Wechselbeziehungen fallen bei autologen Knochentransplantationen weg, spielen jedoch bei homologen Knochenverpflanzungen eine wesentliche Rolle [77, 85].

1.2 Fragestellung und Zielsetzung

Es häufen sich zunehmend klinische Fälle mit ausgedehnten Knochendefekten. Schwer verletzte Extremitäten nach Hochrasanzunfällen, die früher amputiert wurden, können oft in Verbindung mit der Gefäßchirurgie und Fixateur externe erhalten werden. Es können

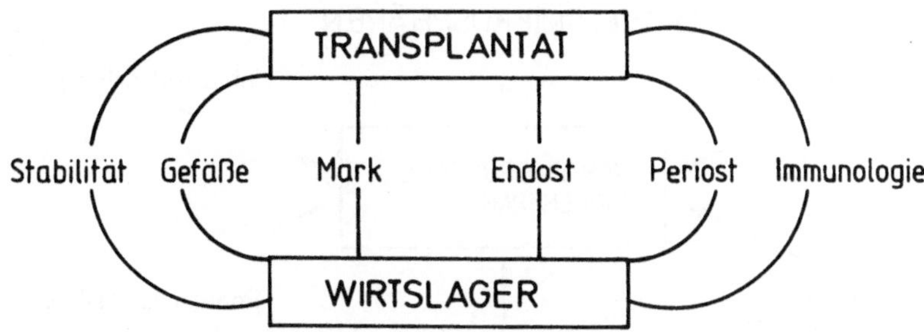

Abb. 1. Wechselbeziehungen zwischen Transplantat und Transplantatlager

Röhrenknochendefekte bis zu einer Länge von 15 cm und mehr entstehen. Auch die Tumorchirurgie hat durch die Unterstützung der lokalen und systemischen Zytotase eine Wandlung erlebt. Manche maligne Knochentumore, die früher zur Amputation der ganzen Extremität zwangen, werden durch Kontinuitätsresektion bis zu einer Ausdehnung von 25 cm erfolgreich entfernt [40, 41]. Um wieder belastungsstabile Extremitäten zu gewinnen, müssen die langstreckigen Knochendefekte überbrückt werden. Der kurze, kräftige Beckenkammspan, der seit der Zeit von Lexer bei kurzstreckigen Defekten einen unumstrittenen Platz in der Transplantatpraxis einnimmt [2, 7, 12, 23, 40, 57, 59, 60, 77, 83, 87, 91], erweist sich bei langstreckigen Defekten als ungünstig. Seine stabile Fixation im Defekt ist oft nicht möglich. In solchen Fällen ist die Verwendung eines langdimensionierten Knochenspans angezeigt. Unsere Aufmerksamkeit lenkte sich vermehrt auf den kortikospongiösen Rippenspan. Die Vorteile seiner klinischen Verwendung liegen in der problemlosen Entnahme [39], seiner großen Verfügbarkeit (es können 4–6 Rippen entnommen werden) und seiner langgestreckten Form. Damit sind bis zu 20 cm lange Defekte direkt zu überbrücken. In Verbindung mit Spongiosatransplantaten und einer stabilen Osteosynthese ist so die Wiederherstellung der Kontinuität des Knochens möglich.

Die Verwendung des autologen Rippenspans findet in der Literatur relativ selten Erwähnung [13, 16, 17, 41, 49, 66, 89, 81, 88, 125, 133, 137, 138, 164, 167, 178, 190, 202]. Parallel zu seiner seltenen klinischen Verwendung finden sich in der Literatur wenig Hinweise, überwiegend in der Kieferchirurgie, auf experimentelle Arbeiten über Rippentransplantate [50, 64, 81, 86, 110, 183, 204].

Es lag nahe, auf dem Gebiet der Einheilungsvorgänge von Knochentransplantaten in der Gießener Unfallchirurgischen Klinik anzuknüpfen, da an ihr sowohl richtungsweisende experimentelle Untersuchungen durchgeführt wurden [37–39, 41], als auch seit vielen Jahren routinemäßig Knochentransplantationen klinisch durchgeführt werden [40, 41].

Da einerseits der klinische Einsatz der Rippentransplantate für wichtig zu erachten ist, andererseits über die Einheilungsvorgänge wenig bekannt ist, wurden die Durchblutungsverhältnisse und die morphologischen Veränderungen bei der „Einheilung" von autologen, kortikospongiösen Rippenspänen im Vergleich zu Beckenkammspänen in den Mittelpunkt der vorliegenden experimentellen Arbeit gestellt. Im einzelnen sollten folgende Fragen beantwortet werden:

1. Wie hoch ist die tatsächliche Durchblutung autologer Rippenspäne und Beckenspäne vor der Transplantation und während einer festgelegten Transplantationszeit (Durchblutungsdynamik gemessen mit der Tracer-Mikrosphären-Methode)?

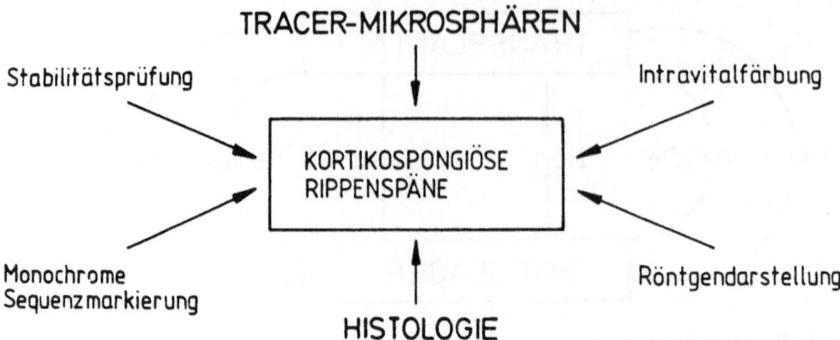

Abb. 2. Experimentelle Untersuchungsmethoden bei kortikospongiösen Knochenspänen

2. Korreliert die Histomorphologie mit der funktionellen Durchblutungsdynamik der Knochentransplantate?
3. Wie heilt ein autologer, defektüberbrückender Rippenspan im ersatzstarken Femurlager des Hundes ein (Durchblutungsverhalten und Histomorphologie)?
4. Welche Rolle spielt das Transplantatperiost in einer Transplantationszeit von 4–12 Wochen?

Die Durchblutungsdynamik der transplantierten Späne wurden mit der Tracer-Mikrosphären-Methode (TM-Methode) ermittelt.

Parallel und vergleichend dazu stellten wir eine histomorphologische Untersuchungsreihe der Einheilungsvorgänge auf. Die Verbindung beider Methoden erlaubt den Rückschluß von statischen Befunden (Morphologie) auf die Dynamik der Einheilungsgänge.

Dies gelang mit der Tracer-Mikrosphären-Methode. Es konnte mit der TM-Methode an jeweils einem Tierversuch über einen längeren Zeitraum Veränderungen der Durchblutung transplantierter Knochenspäne gemessen und dazu histomorphologische Stadien dokumentiert werden.

Neben den beiden Hauptuntersuchungsmethoden wurden die
— monochrome Sequenzmarkierung mit Tetrazyclin,
— die Intravitalfärbung mit Disulfin Blau (Sulfanblau)
— die photographische Darstellung der makroskopischen Befunde und
— die radiologische Darstellung der makroskopischen Befunde eingesetzt.

Von den 6 Untersuchungs- bzw. Dokumentationsmethoden, die angewandt wurden, dienen 4, nämlich die Histologie, Intravitalfärbung, Radiologie und Photographie zur Feststellung der Versuchsergebnisse am Ende der Experimente. Die TM-Methode und die monochrome Sequenzmarkierung dagegen geben Aufschluß über den Verlauf der Veränderungen während der Experimente.

2 Methodik

2.1 Prinzipien der Tracer-Mikrosphären-Methode

Die biologische Wertigkeit eines Knochentransplantats hängt von keinem Faktor mehr ab, als von seiner Fähigkeit, möglichst rasch und umfassend in den Wirtsorganismus integriert zu werden. Da hierfür die Revaskularisation des Transplantats weit im Vordergrund steht, wurde das Augenmerk auf das Durchblutungsverhalten der transplantierten Knochenspäne vor und während der Transplantationszeit gerichtet.

Es wurden schon eine Vielzahl von Durchblutungsmessungen an Knochengewebe experimentell durchgeführt [18–20, 26, 28, 35, 48, 63, 64, 71, 84, 89, 90, 92, 94, 95, 97, 102, 106, 107, 109, 118, 119, 144, 149, 180, 181, 197, 205]. Die Tabelle 1 gibt einen Überblick über Methoden und Ergebnisse bisheriger Durchblutungsmessungen am Knochen. Viele dieser Methoden haben eine begrenzte Aussagekraft, da zu ihrer Durchführung entweder invasive chirurgische Maßnahmen notwendig sind [201], oder theoretische Probleme betreffend der Indikatorenbestimmung oder mathematischer Berechnungen auftreten [76, 96, 109, 188].

Messungen der Durchblutungsdynamik von Knochentransplantaten wurden bisher nicht durchgeführt. Zur Ermittlung der tatsächlichen Knochendurchblutung während der Transplantationszeit wendeten wir die TM-Methode an. Mit dieser Untersuchung ist es möglich, die tatsächlichen Flowwerte der Knochendurchblutung zu bestimmen, wie vorangegangene Untersuchungen gezeigt haben [80, 89, 102–104, 169, 208]. Mit der TM-Methode ist es möglich, den aktuellen tatsächlichen Durchblutungsfluß eines Gewebes in Milliliter pro 100 g Gewebe pro Minute zu bestimmen (ml/100 g/min).

Man kann zu genau festgelegten Zeitpunkten die jeweils aktuelle Durchblutung eines transplantierten Knochenspans quantitativ ermitteln. Durch radioaktive Markierung mit unterschiedlichen Isotopen zu festgelegten Zeitpunkten erhält man von dem untersuchten Gewebe eine radioaktive, **polynuklide Sequenzmarkerung** seiner Durchblutung, die retrograd exakt aufgeschlüsselt und bestimmt werden kann.

Da die Knochendurchblutung im zeitlichen Ablauf der Transplantateinheilung gemessen werden soll, muß die hier angewendete Methode folgenden Anforderungen gerecht werden:

1. An jedem Versuchstier sollen mehrere, zeitlich getrennte Durchblutungsmessungen verschiedener Organe möglich sein (polynuklide Sequenzmarkierung).
2. Die Methode muß einen Beobachtungszeitraum zulassen, der dem Ablauf der knöchernen Einheilung der Transplantate angemessen ist.
3. Eine getrennte Beurteilung der Durchblutung von Wirtsknochen und von Transplantat muß gewährleistet sein.
4. Auch für Gewebe mit geringer Durchblutung muß die Methode verwendbare Ergebnisse liefern.
5. Ein Vergleich der Durchblutungswerte soll für kleine Gewebemengen möglich sein.

Tabelle 1. Methoden bisheriger Durchblutungsmessungen an Knochengeweben

Verfasser	Datum	Methode	Spezies	Durchblutungswerte (ml/100/min)		
				Kortex	Knochen-mark	Gemischt
Drinker et al.	1922	Venöse Sammlung	Hund	–	–	3,5–41,0
Erdholm et al.	1945	Plethysmographie	Mensch	–	–	1,0
Friedrickson et al.	1955	^{45}Ca	Ratte	–	–	10–30
Coop et al.	1957	^{45}Ca	Hund	–	–	2,5–5,8
Branemark et al.	1959	Geschwindigkeit von Erytrozyten	Ratte	2,6	13	–
Cumming	1960	Venöse Sammlung	Kaninchen	–	51	–
Barnes et al.	1961	^{87}Sr	Mensch	–	–	1,25
Holling et al.	1961	Plethysmographie	Hund	–	–	5,8–7,7
Brown, Graud, Cumming	1962	Venöse Sammlung	Kaninchen	–	41	–
Shim	1963	^{85}Sr	Kaninchen	–	–	16,0
Weinman et al.	1963	^{47}Ca	Hund	–	–	5,6
		^{85}Sr	Hund	–	–	7,7
Ray et al.	1964	^{85}Sr	Hund	–	–	4,9–6,5
Copp u. Shim et al.	1964	^{85}Sr	Kaninchen	–	–	9–12
			Hund	–	–	9–12
Kane u. Grimm	1964	^{42}K, Sr	Hund	–	–	12
White et al.	1964	^{51}Cr-markierte Erythrozyten	Kaninchen	–	–	16
Copp u. Shim	1965	^{85}Sr	Kaninchen	–	–	10
			Hund	–	–	10
Van Dyke et al.	1965	^{18}F	Ratte	–	–	10
Brookes	1967	^{51}Cr-markierte Erythrozyten	Ratte	18	21	20
Shim et al.	1967	^{85}Sr	Hund	–	–	13,2
			Kaninchen	–	–	12,5
Kane	1968	^{86}Rb	Hund	–	–	12,0
Brookes	1970	Arterielle Embolisation mit ^{59}Fe-markierten Partikeln	Ratte	–	–	27
Lunde, Michelsen	1970	Radioaktive Mikrosphären	Kaninchen	1	47	–
Jungbluth	1971	^{18}F	Hund	5,1	12,1	10,3

Kelly et al.	1971	125 AP	Hund	0,75	—	—
McElfresh et al.	1973	125 AP	Hund	0,78	3,30	—
Whiteside et al.	1977	Ausspülen mit Wasserstoff	Kaninchen	9,9	18−69	—
Okuobo et al.	1978	Radioaktive Mikrosphären	Hund	5	48,7	—
Kunze et al.	1978	Radioaktive Mikrosphären	Hund	0,9	9,9	—
Gross et al.	1978	Radioaktive Mikrosphären	Hund	2,0	26,0	—
Lahtinen et al.	1979	^{133}Xe	Hund	5,1	12,1	10,3
Kunze et al.	1985	Radioaktive Mikrosphären	Hund	2,13	12,8	—

6. Das Meßverfahren soll keinen Einfluß auf die physiologische Kreislaufsituation der Versuchtiere haben. Weder dürfen wesentliche Veränderungen des Blutdrucks, der Herzfrequenz und des Herzschlagvolumens auftreten, noch darf die Messung die lokalen Regulationsmechanismen der Durchblutung der betroffenen Extremitäten beeinflussen.

Mit der TM-Methode haben wir ein Meßverfahren gefunden, das den geforderten Bedingungen gerecht wird. Im folgenden wird die Suffizienz der TM-Methode für die Messung der Knochendurchblutung und Transplantatdurchblutung dargelegt.

Die TM-Methode basiert auf dem Prinzip der Indikatorverdünnungsmethoden. Zur Bestimmung des regionalen Blutflusses in der Einheit „Milliliter pro 100 g Gewebe pro Minute" werden radioaktiv markierte Kunststoffpartikel in das zirkulierende arterielle Blut der Versuchstiere eingebracht. Das Strömungsverhalten der Mikrosphären entspricht dem der Erythrozyten [142]. Die Mikrosphären embolisieren in den kapillären und präkapillären Endstrombahnen und bleiben dort haften [144, 158].

Die Verteilung der Mikrosphären in den einzelnen Kreislaufgebieten ist proportional dem Anteil, den die jeweiligen Gebiete am Herzkreislaufvolumen zum Zeitpunkt der Injektion haben [158].

Der Gehalt eines Gewebes an Mikrosphären läßt sich durch die Messung von γ-Strahlung bestimmen, die von den radioaktiven Markern ermittelt werden. Da alle Organe Blut mit einheitlicher Mikrosphärenkonzentration erhalten haben, muß die Radioaktivität eines Gewebes seiner Durchblutung entsprechen. Für alle Organe gilt, daß das Verhältnis der Organdurchblutung zur aufgenommenen Aktivität konstant ist.

Sind Blutfluß und Speicheraktivität eines einzelnen Organs sicher bekannt, ergibt sich daraus die Konstante K. Damit läßt sich die Durchblutung jedes Gewebes errechnen, dessen Aktivität gemessen wurde.

$$K = \frac{Flow_n}{Aktivität_n}$$

Flow $\quad$ = Blutfluß in ml $\cdot$ 100g^{-1} $\cdot$ min^{-1}
Aktivität = Zählrate (Impulse/min) als Maß der Radioaktivität

Um den Aufwand und die vielen Fehlermöglichkeiten einzelner, zusätzlicher Organdurchblutungsbestimmungen zu umgehen, wird seit der Beschreibung durch Makowski [124] und Domenech [32] eine elektrische Saugpumpe als Referenzorgan eingesetzt, um die Konstante K zu ermitteln. Makowski prägte hierfür den Ausdruck **Referenz-Sample-Verfahren**. Während der Mikrosphären-Injektion in die linke Herzkammer saugt diese Pumpe mit festgelegter Geschwindigkeit Blut aus der Aorta abdominalis. Auf diese Weise wird ein Organ imitiert, dessen Durchblutung genau bekannt ist, nämlich 20 ml/min. Mißt man nun die Radioaktivität des so gewonnenen Blutes, ergibt sich die Konstante

$$K = \frac{Flow_{Saugpumpe}}{Aktivität_{Saugpumpe}}$$

Die gesuchten Durchblutungswerte lassen sich jetzt mit der bekannten Konstante K errechnen:

$$Flow_{Organ} = K \cdot Aktivität_{Organ}$$

Die Bestimmung der „Organ-Aktivität" erfolgt durch die Messung der γ-Strahlung in einem „Ge-Detektor", der in einem Probenwechsler der Firma Selectronic eingebaut ist. Da bei der polynukliden Sequenzmarkierung mehrere γ-strahlende Isotope am gleichen Versuchstier verwendet wurden, mußte die γ-Aktivität der verschiedenen Isotope gemessen werden. Die zur Verfügung stehenden Mikrosphären unterscheiden sich durch ganz charakteristische γ-Strahlen. Diese werden über den Ge-Detektor in Lichtblitze umgewandelt. Die Lichtblitze werden über eine Photokathode in einem Photomultiplyer aufgefangen, verstärkt und registriert. In Abb. 3 sind die unterschiedlichen Energiepeaks der einzelnen Nuklide aufgetragen [208].

Es standen Mikrosphären zur Verfügung, die mit dem γ-strahlenden Radionukliden St-85 (Strontium), Sn-113 (Zinn), Ru-103 (Rutenium, Nb-95 (Niob), Sc-46 (Scandium), Ce-141 (Cer) markiert waren (Tabelle 2).

Die Mikrosphären (Hersteller: The nuclear products devision of the Minnesota mining and manufactoring company St. Paul, Minnesota, USA) bestehen aus einer Verbindung von Kohlenstoff (67%) und Sauerstoff (23%) mit einem spezifischen Gewicht von 1,3.

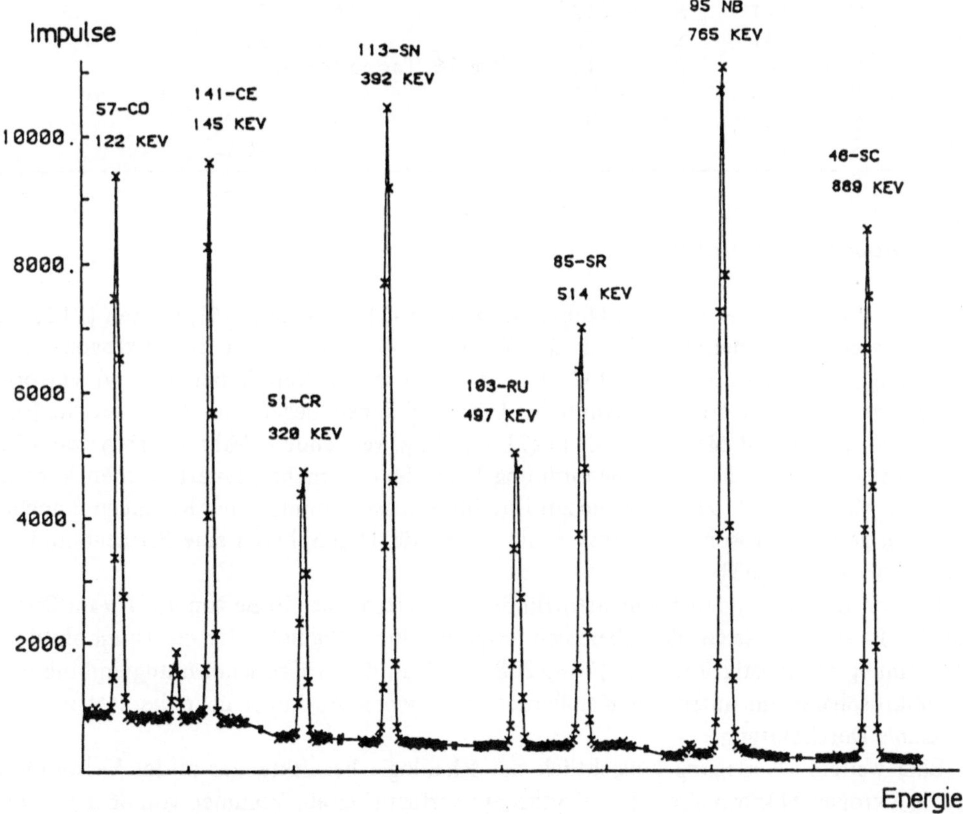

Abb. 3. Energiepeaks der verwendeten Nuklide

Tabelle 2. Versuchsgruppen mit den verwendeten Nukliden

Hund	Präoperative Markierung	2 Wochen postoperativ	4 Wochen postoperativ	6 Wochen postoperativ	12 Wochen postoperativ
1	Sn − 113	Ru − 103	Sc − 46		
2	Sn − 113	Sr − 85	Sc − 46		
3	Sn − 113	Sr − 85	Sc − 46		
4	Sn − 113	Sr − 85	Sc − 46		
5	Co − 57	Ru − 103	Sc − 46		
6	Co − 57	Ce − 141	Nb − 95		
7	Ce − 141	Sn − 113	Nb − 95		
8	Ce − 141	Sn − 113	Nb − 95		
9	Ce − 141	Wegen Femurfraktur getötet			
10	Ce − 141	Sn − 113		Nb − 95	
11	Ce − 141	Sn − 113		Nb − 95	
12	Ce − 141	Sn − 113		Nb − 95	
13	Ce − 141	Postoperativ gestorben			
14	Ce − 141	Sn − 113			Nb − 95
15	Ce − 141	Sn − 113		Nb − 95	
16	Ce − 141	Sn − 113		Nb − 95	
17	Ce − 141	Sn − 113	Am 26. Tag gestorben		
18	Ru − 103	Nb − 95			Sc − 46
19	Ru − 103	Nb − 95		Sc − 46	
20	Ru − 103	Nb − 95		Sc − 46	

2.1.1 Größe der Mikrosphären

Flameng [51], Kiehn et al. [96], Phibbs u. Dong [142], Prosenz [145], Wüsten [211] u.a. beschäftigten sich experimentell mit der Wahl der optimalen Größe der Mikrosphären in Beziehung zu Gewebearten, Shunt-Größe, Anastomosen im Kapillarbereich und Verformbarkeit in der Endstrombahn. Ähnliche Untersuchungen liegen von Gross et al. [63], Law et al. [108] und Marcus et al. [127] vor. Law verwendete Mikrosphären von 15-μ-Durchmesser, da ab dieser Größenordnung keine Shunts mehr passiert werden können. Lunde u. Michelson [119] injizierten zur Durchblutungsbestimmung der Kaninchenknochen 15 ± 5 μ große Mikrosphären. Gross et al. fanden für 15-μ-Sphären eine Permeabilität der Hundetibia von 1% [63].

Die von uns verwendeten Kunststoffkügelchen hatten eine Größe von 9 ± 1 μ im Durchmesser. Partikel dieser Größe haben sich aufgrund ihrer Rheologie für die Durchblutungsbestimmung als günstig erwiesen [163, 208, 211]. In dieser Größenordnung embolisieren die Mikrosphären im nutritiven Kapillarnetz und geben Auskunft über die stoffwechselwirksame Durchblutung.

Eine weitere Überlegung hinsichtlich der Rheologie bestärkte uns in der Verwendung von 9 μ großen Mikrosphären. Ein Erythrozyt verfügt über ein Volumen von 86,1 μ^3 (78–95 μ^3), das bei einem Gewicht von 96,0 pg ein spezifisches Gewicht von 1,12 ergibt. Legt man bei den Mikrosphären das spezifische Gewicht von 1,3 zugrunde, erreicht ein 9 μ messender Mikrosphär bereits ein Volumen von 381 μ^3 und ein Gewicht von 496 pg. Die Dimensionen eines 15 μ großen Mikrosphären steigen auf 1767 μ^3 bei einem Gewicht von

2297 pg. Hieraus wird das mit der Größe zunehmend ungünstigere Strömungsverhalten der Partikel verständlich. Phibbs u. Doug [142] konnten experimentell nachweisen, daß mit zunehmender Größe der Mikrosphären (7,5–8,0 μ) ihre Verteilung in den Arterien immer ungünstiger wird. Sphären in der Größenordnung zwischen 7,5 und 10 μ verhalten sich rheologisch wie Erythrozyten.

Es muß daher in der Größenwahl der Mikrosphären ein Mittelweg zwischen deren Embolisationsvermögen und der Rheologie gewählt werden. Für die von uns untersuchte Fragestellung erschienen Mikrosphären von 9-μ-Größe am günstigsten.

Mit der Frage, wieviele Mikrosphären in einer Gewebeprobe vorhanden sein müssen, um einen aussagekräftigen Flowwert zu erhalten, haben sich Flameng [51], Gross et al. [64] und Wüsten [210] beschäftigt. Sie fanden, daß pro Gewebeprobe (2–2,5 g) zwischen 150 und 300 Mikrosphären für eine mittlere Abweichung der Meßgenauigkeit von 10% im Präparat stecken müssen. Bei unserer Auswertung lag die Mikrosphärendichte pro Probe in dieser Größenordnung.

In der experimentellen Kardiologie hat die TM-Methode als gesicherte Untersuchungsmöglichkeit der Herzmuskeldurchblutung ihren festen Platz gefunden [163]. Für weniger stark durchblutete Gewebe, wie zum Beispiel das Organ „Knochen", wurde die Methode bereits eingesetzt [63, 89]. Kunze et al. [102, 104, 105] erweiterte die Anwendungsbereiche der Mikrosphären auf die Flowmessung am unbehandelten und am operierten Knochen des Hundes. Gross et al. [64] gingen der Frage nach, ob durch die Dichte des Knochens die von den Mikrosphären emittierten γ-Strahlen zurückgehalten und somit die Flowwerte beeinflußt würden. Sie maßen die Strahlung von festen Knochenproben, lösten sie danach in Salzsäure auf und bestimmten nochmals die Strahlung. Sie konnten jeweils 2 völlig identische Werte ermitteln, und schloßen somit einen Störfaktor über die Knochendichte aus.

2.1.2 Embolisation durch Mikrosphären

Schaper et al. [163] untersuchten, wieviele der Kapillaren des Herzmuskels durch Mikrosphären verschlossen werden und ob die Kapillarembolien eine Minderdurchblutung des Organs zur Folge haben. Hierzu injizierten sie Hunden 75 Millionen Mikrosphären. Sie fanden, daß dadurch nur weniger als 1% aller Herzmuskelkapillaren verschlossen werden und eine Durchblutungsminderung des Gewebes nicht zu objektivieren ist. Zum gleichen Ergebnis kommen Gross et al. [64] beim Knochengewebe. Sie injizierten bei Hunden 2mal hintereinander 35 Million Mikrosphären und ermittelte identische Durchblutungswerte. Somit ist ein hämodynamisch wirksamer Verschluß von Kapillaren durch die erste Mikrosphäreninjektion und Embolisation auszuschließen. Da wir in unseren Versuchen pro Markierung nur etwa 12 Millionen Kunststoffpartikel, also ca. 5mal weniger als Schaper et al. verwendeten, ist eine Verfälschung der Durchblutungswerte nicht anzunehmen. Hales u. Cliff [68] bestätigen „an insignificant influence on the microcirculation by microsphheres".

Zur Sicherung der Mikrosphärenmethode tauchte die Frage auf, wieviele der Mikrosphären tatsächlich beim ersten Blutumlauf in dem operierten Hinterlauf embolisieren. Schaper et al. [163] wiesen am Herzen nach, daß nur ca. 1% der Mikrosphären nicht beim ersten Blutumlauf embolisieren. Domenech et al. [32] finden im venösen Koronarblut nur 0,1% der injizierten Partikel. Prosenz [145] ermittelt bei Verwendung von Mikrosphären in der Größenordnung von 7–10 μ eine arteriovenöse Permeabilität des Gehirngewebes von 7%. Gross et al. [64] erzielten mit 7–10 μ großen Mikrosphären niedrigere Werte für die Knochendurchblutung beim Hund als mit 25 μ messenden und schlossen daraus eine höhere Permeabilität der kleineren Partikel durch die arteriovenösen Shunts. Wir konnten dies nicht bestätigen. Unsere Durchblutungswerte liegen mit 8–9 μ großen Mikrosphären in der identischen Größenordnung wie die Flowwerte von Gross et al., die er mit 15 μ großen Mikrosphären ermittelte.

Um die Durchlässigkeit des Hinterlaufkapillarnetzes für unsere Mikrosphären zu bestimmen (9 μ ± 1), legten wir einen Katheter in die V. femoralis des zu operierenden Hinterlaufs und entnahmen aus ihr während der Mikrosphäreninjektion simultan und kontinuierlich 10 ml Blut. Die im venösen Blut nachgewiesene Strahlung mußte von Mikrosphären stammen, die das Kapillarnetz und die Anastomosen des Hinterlaufs passiert hatten.

Die Messungen der Strahlung im venösen Femoralisblut ergaben bei allen Tieren Werte, die einer Durchlässigkeit des Kapillarfilters am Hinterlauf von 5% für 9 μ große Mikrosphären entsprachen (Abb. 4). Die gefundenen Werte waren bei allen untersuchten Tieren identisch. Es handelte sich um einen permanenten, konstanten, systematischen Fehler von geringer Höhe, der keinen wesentlichen Einfluß auf die Endergebnisse hat. Die in den venösen Abfluß gelangten Mikrosphären werden in den parenchymatösen Organen und in der Lunge aufgefangen, und gelangen nicht in einen zweiten Umlauf.

Es erhebt sich eine weitere Frage hinsichtlich des Verbleibens der Mikrosphären im Gewebe bei Langzeitversuchen. Schaper et al. setzten experimentell Myokardinfarkte und injizierten mehrfach Mikrosphären [163]. Die ischämischen Myokardinfarkte bildeten sich in eine Muskelnarbe um. Es waren in dem Narbengebiet auch die Mikrosphären zur Flowmessung noch vorhanden, die vor der Ischämie im Herzmuskel embolisierten. Die Mikrosphären bleiben also am Ort ihrer Embolisation, auch wenn der morphologische Charakter des Gewebes sich verändert (s. Kap. 3.3.3). Hales u. Cliff fanden bei ihren Untersuchungen, daß die Lokalisation der Mikrosphären während 12 Wochen permanent ist [68].

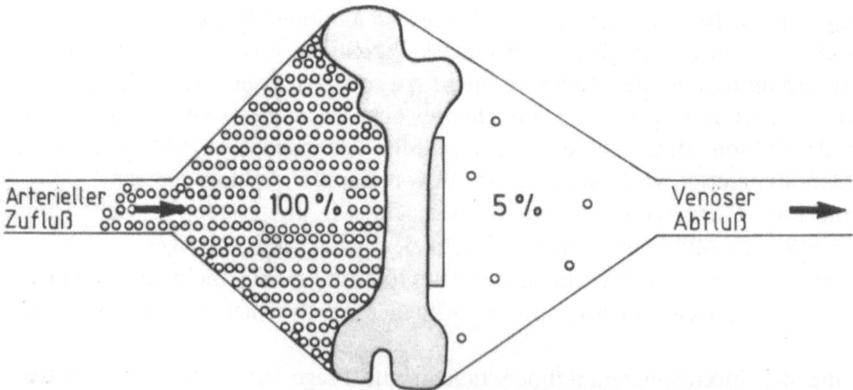

Abb. 4. Embolisation der Mikrosphären im Hinterlauf (95% der radioaktiven Mikrosphären embolisieren im Hinterlauf)

Daneben wurden bei Langzeitversuchen engmaschig und kontinuierlich Urin- und Blutproben von radioaktiv markierten Hunden entnommen. Es konnte im Urin keine radioaktive Strahlung nachgewiesen werden, die von ausgeschwemmten oder diffundierten Mikrosphären herrührte.

Ein weiterer Vorteil der Mikrosphären in Langzeitversuchen liegt darin, daß sie sich biologisch inert verhalten [68].

2.1.3 Polynuklide Sequenzmarkierung

Am narkotisierten Hund (Einzelheiten s. Kap. 2.2.1, „Operationsverfahren") wurde die rechte A. carotis freigelegt. Über eine Arteriotomie schoben wir simultan einen Pigtailherzkatheter der Firma Cordis und einen Trommelspulkatheter der Firma Abboth herzwärts. Es hatte sich bewährt, den weicheren Trommelspulkatheter zuerst etwa 10 cm in die Arterie einzuführen und dann den starren Pigtailkatheter nachzuschieben. Nach einiger Übung gelang es meist auf Anhieb, den flexiblen Katheter mit dem arteriellen Blutstrom in die Aorta abdominals schwemmen zu lassen und gleichzeitig den gebogenen Pigtailkatheter retrograd durch die Aortenklappe in den linken Ventrikel zu plazieren. Den Verlauf und die Lage der Katheter kontrollierten wir unter einem Röntgen-C-Bogen mit orientierender Injektion eines wasserlöslichen Kontrastmittels.

An den Herzkatheter wurde ein elektromagnetischer Druckwandler (Statham) angeschlossen und die Ventrikeldruckkurve registriert. Einerseits bestätigte sie die korrekte Lage des Katheters, andererseits konnte die intakte Herzfunktion der Tiere kontrolliert und dokumentiert werden. Nach Gross et al. [63] und Hellem et al. [75] tritt bei Blutdruckerkniedrigungen eine deutliche Minderung der Knochendurchblutung ein.

Die sichere Lage des Katheters im linken Ventrikel ist von Wichtigkeit, da nur in der linken Herzkammer eine gleichmäßige und vollkommene Durchmischung der Mikrosphären mit dem Blut gewährleistet ist. Somit kann eine Bolusbildung und eine Ungleichverteilung in der laminaren Strömung der Aorta vermieden werden.

Jetzt wurde an dem Trommelspulkatheter, der in der Bauchaorta lag, die Saugpumpe (dye dilution pump, model 367 der Firma Sage-Instruments), die als Referenzorgan diente, angeschlossen. Im genau abgestimmten Zeitpunkt erfolgte die intrakartidale Injektion der Mirkosphärenemulsion, in der ca. 12 Millionen Partikel aufgeschwemmt waren, bei gleichzeitiger Entnahme von 20 ml Aortenblut in exakt 1 min durch die Saugpumpe. In Abb. 5 ist schematisch die Versuchanordnung eingezeichnet.

Wie bereits geschildert, wurde über die freigelegte V. jugularis externa ein 3. Katheter in die V. femoralis des zu operierenden Hinterlaufs zur Bestimmung des Shuntwertes für Mikrosphären eingeführt. Nach abschließender Kontrolle und Dokumentation der Ventrikeldruckkurve wurden alle 3 Katheter entfernt. Die V. jugularis ligierten wir. Die Arteriotomie der A. carotis wurde gefäßchirurgisch verschlossen, da zur 2. Messung nach 14 Tagen dieselbe Arterie als Zugang für Herz- und Aortenkatheter zur Verfügung stehen mußte.

Zum jetzigen Zeitpunkt waren alle Organe des Tieres, je nach ihrer Durchblutung, mit radioaktiven Mikrosphären markiert. Diese „präoperative Momentaufnahme" der Durchblutung war festgehalten und wurde später computertechnisch „entwickelt". Nach der präoperativen Markierung schloß sich die jeweilige Transplantation der kortikospongiösen Knochenspäne an.

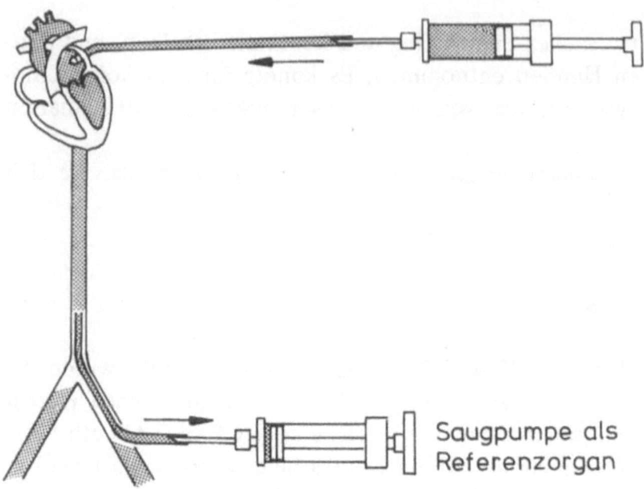

Abb. 5. Versuchsanordnung des „Referenz-Sample-Verfahrens"

Die 2. Mikrosphärenmarkierung mit einem anderen Nuklid erfolgt nach 14 Tagen. Eine direkte postoperative Markierung, wie wir sie bei früheren Experimenten vorgenommen hatten, wurde unterlassen. Es hatte sich gezeigt, daß die kurzfristige Durchblutungsbestimmung keine aussagekräftigen Werte liefert [105]. Aus mikroangiographischen Untersuchungen ist außerdem bekannt, daß erst nach 10—14 Tagen eine faßbare Revaskularisation des Transplantats zu erwarten ist [45, 157, 160].

Operationstechnisch verlief der 2. Eingriff identisch zum präoperativen. Die Arteriotomienaht der A. carotis wurde eröffnet. Bei einigen Tieren mußte vor der Katheterisierung ein Appositionsthrombus mit dem Fogarty-Katheter entfernt werden. Die hiervon betroffenen Tiere zeigten trotz des thrombotischen Karotisverschlosses keinerlei zerebrale Ausfälle. Dies ist wegen der guten Blutversorgung des Hundegehirns durch die Aa. vertebrales zu erklären. Nachdem über Herz-, Aorten- und Hinterlaufkatheter die 2. radioaktive Markierung durchgeführt worden war, wurde nach Entfernung des Katheters die rechte A. carotis ligiert, was die Tiere ausnahmslos ohne Schaden tolerierten.

Die 3. und abschließende Messung mit einem weiteren radioaktiven Element nahmen wir in der 1. Versuchsreihe nach 4 Wochen, in der 2. Serie nach 6 bzw. 12 Wochen vor. Wieder gleiches operatives Vorgehen, nur daß jetzt die linke A. carotis kanüliert wurde. Abschließend injizierten wir 10 ml Disulfin Blau zur Intravitalfärbung der Knochengewebe. Mit ihr sollte einerseits durch Anfärbung eine Durchblutung der Transplantate sichtbar gemacht werden, andererseits sollte eine genaue Trennung der Transplantate vom stark angefärbten Anbaukallus bei der Aufarbeitung möglich gemacht werden.

Tiere des 2. Kollektivs erhielten nach 14 Tagen, also zum Zeitpunkt der 2. radioaktiven Markierung je 825 mg Reverin (N-Pyrrolidinomethyltetracyclin) zur Fluoreszenzmarkierung i.v. injiziert. Die 12-Wochen-Tiere wurden nach 6 und nach 11 Wochen mit Tetrazyclin markiert. In der letzten Narkose wurden die Tiere durch eine intrakardiale Injektion mit gesättigter KCl-Lösung getötet.

2.2 Versuchsanordnung zur Transplantation

Es wurden bisher zahlreiche Versuchsanordnungen zum Studium der Transplantateinheilung durchgeführt. Meist inkorporierte man die Transplantate als Pflänzlinge in kleine Kortikalisdefekte [39, 121, 160, 176, 182, 198] oder ersetzte ganze Diaphysendefekte durch Knochenimplantate [27, 65]. Die so erzielten Ergebnisse haben den derzeitigen hohen Erkenntnisstand in der Transplantationslehre ermöglicht.

Die häufigste Anwendung eines Knochentransplantats in der Klinik besteht jedoch aus der Anlagerung an einen substanziell geschwächten Knochen, sei es durch akut traumatische Defekte, sei es durch chronische Substanzverluste nach Osteolyse, Sequesterotomie oder Tumorzerstörung [106]. In den meisten klinischen Fällen wird der kortikospongiöse Knochenspan von außen über einen geschwächten Knochenabschnitt zur Überbrückung aufgeschraubt. Hierzu eignet sich der kortikospongiöse Knochenspan am besten, da einerseits die Kortikalis eine Steifigkeit des Transplantats liefert, andererseits der spongiöse Anteil die Revaskularisation begünstigt [9, 45, 78, 81, 85, 87, 112, 116, 129, 150, 161, 165, 171, 178, 184, 189, 190, 199, 204].

Wir strebten in unserer Versuchsanordnung an, die Knochentransplantationen denen der Klinik möglichst nachzuahmen.

So ersetzten wir keine Röhrenknochenabschnitte in toto, sondern fixierten Knochenspäne direkt auf die Röhrenknochenkortikalis oder überbrückten mit ihnen Kortikalisdefekte.

Als Versuchstiere wählten wir Schäferhundbastarde. An Hand vergleichender histomorphologischer und mikroangiographischer Untersuchungen der Knochenstrukturen verschiedener Tierspezies konnten Eitel et al. [46] zeigen, daß bei Schäferhunden gewonnene Untersuchungsergebnisse auf den Menschen übertragen werden können. Insbesondere die Anordnung der Havers-Systeme gleichen dem mikroskopischen Aufbau des menschlichen Knochens. Auch W. Axhausen [3] läßt den Analogieschluß zwischen Schäferhund und Menschen in bezug auf das Skelett zu. Frederic [53] und Rhinelander [152] fanden eine identische Blutversorgung des Knochens bei Menschen und Hunden.

Um eine Aussage über die Durchblutungsverhältnisse am Skelettsystem machen zu können, strebten wir eine möglichst standardisierte Versuchsanordnung an. Von allen möglichen Faktoren konnten folgende vereinheitlicht werden:

1. Es wurden nur autologe Transplantate verwendet.
2. Die Rippen- und Beckenspäne waren einseitig dekortiziert.
3. Die Rippenspäne waren deperiostiert.
4. Die Beckenspäne behielten das lagerabgewandte Periost.
5. Das Transplantatlager war mit Periost bedeckt.
6. Das Transplantatlager war stabil.
7. Es wurde immer der rechte Femur als Wirtslager verwendet.
8. Die Fixation der Späne am Transplantatlager wurde mit 3,5-mm-Kleinfragmentschrauben vorgenommen.
9. Es handelte sich bei den Versuchstieren um die gleiche Spezies.
10. Es wurden immer die gleichen Infusionen und Antibiotika verwandt.

Nicht standardisieren ließen sich biologische Faktoren der Versuchstiere:

- Geschlecht
- Alter
- Trainingszustand
- Ernährungszustand

(Die Prämedikation wurde von der 1. zur 2. Serie gewechselt).

Diesem Umstand der biologischen Variante muß insofern Rechnung getragen werden, als nicht immer die absoluten Werte der Durchblutung, sondern vielmehr ihre Tendenz bzw. ihr relatives Verhalten im zeitlichen Ablauf der Transplantationszeit von Bedeutung sein können.

2.2.1 *Operative Durchführung der Transplantationen*

Nachdem die Inititalmarkierung der Knochengewebe mit Mikrosphären durchgeführt worden war, schlossen sich die operativen Spantransplantationen an.

Es wurden 2 Versuchsreihen durchgeführt. Entsprechend der Zielsetzung wurden bei der 1. Serie autologe Rippen- und autologe Beckenspäne auf einen unverletzten Femur transplantiert. Diese Gruppe umfaßt 10 Hunde, von denen 8 ausgewertet werden konnten. Die Transplantationszeit der 1. Serie betrug 4 Wochen.

In der 2. Serie wurden autologe Rippenspäne über 2 Kortikalisdefekte am Femur transplantiert. Hier waren es insgesamt 15 Hunde, von denen 11 ausgewertet wurden; 7 Hunde standen 6 Wochen und 4 Hunde 12 Wochen im Experiment. Zwei Hunde dienten ausschließlich der histologischen Aufarbeitung (Tabelle 3).

Tabelle 3. Übersicht über die Versuchsserien

	Operation	Untersuchungen	Zahl der Tiere	Transplantationszeit
1. Gruppe	Becken- und Rippenspan- transplantation	TM-Methode Histologie Intravitalfärbung Radiologie	10 (2[a])	4 Wochen
2. Gruppe	Defektüber- brückende Rippenspan- transplantation	TM-Methode Histologie Intravitalfärbung Sequenzmarkierung Radiologie	10 (3[a]) davon 2	6 Wochen 12 Wochen
3. Gruppe	Defektüber- überbrückende Rippentrans- plantation	Histologie Intravitalfärbung Sequenzmarkierung Radiologie	3 (1[a])	12 Wochen

[a] Hunde konnten nicht ausgewertet werden

Das 1. Kollektiv bestand aus Schäferhundbastarden beiderlei Geschlechts. Das durchschnittliche Körpergewicht betrug 29,8 kg. Als Prämedikation erhielten die Tiere der ersten Serie 6–10 ml Dipidolor i.m. injiziert. Dies löste eine Bradykardie aus und führte zu langen Aufwachphasen. Daher wechselten wir bei der Serie 2 auf die Prämedikation mit 1 ml Piritramid (Combelen) i.m. Nach 20 min trat eine schlafähnliche Sedierung ein. Es konnte problemlos über eine Hinterlaufvene das eigentliche Narkosemittel Phenobarbital (Nembutal) in einer Dosierung von 30 mg/kg Körpergewicht injiziert werden. Die Narkose wurde in trachealer Intubation über einen Bird-Mark-4 mit einem N_2O/O_2-Gemisch im Verhältnis 2 : 3 fortgeführt. Den Tieren infundierten wir 500 ml Elektrolytlösung und führten eine perioperative Infektionsprophylaxe mit einem Breitbandantibiotikum (Baypen) durch. Die folgenden Eingriffe wurden unter den sterilen Kautelen der Humanchirurgie vorgenommen.

Das Fell über dem rechten Hinterlauf bis zum Becken und über der rechten Thoraxseite wurde rasiert und die Operationsfelder 2mal mit Dibromollösung desinfiziert. Nach steriler Abdeckung legten wir den rechten Femur frei. Wählt man den Zugang durch das Septum intermusculare zwischen dem M. quadriceps und dem M. biceps femoris, gelangt man mit einem Minimum an Traumatisierung an den Knochen. Das Periost beließen wir auf dem Femur.

Serie 1. Rippenspäne/Beckenspäne
Danach entnahmen wir die 7. Rippe und simultan hierzu einen rechtsseitigen kortikospongiösen Beckenspan. Die Rippe präparierten wir subperiostal und beließen den Periostschlauch.

Die konkave Kortikalis der Rippe entfernten wir mit einer Laminektomiestanze nach Hajek. Die Verwendung einer oszillierenden Säge wurde wegen der auftretenden Hitzeschäden an der Transplantationsfläche vermieden. Vom Beckenkamm entfernten wir die innere Kortikalis. Wir entnahmen ganz bewußt die Späne erst nach Freilegung des Femurs, da bereits eine Lagerungszeit der Transplantate von 20 min bei Raumtemperatur ihre osteogenetische Potenz durch Denaturierung der Knochengrundsubstanz vermindert [178]. Die Rippe teilten wir in 3 gleichgroße Abschnitte (durchschnittlich 3 cm lang) und fixierten sie nebeneinander auf der Kortikalis des Femur mit 3,5-mm-Kleinfragmentschrauben. Den entnommenen Beckenspan halbierten wir in Längsrichtung und schraubten ihn mit der spongiösen, dekortizierten Seite auf den Oberschenkelknochen.

Somit entstand immer eine Kontaktzone: Spongiosa – Periost – Kortikalis (Abb. 6).
Die Rippenspäne legten sich im vollen Umfang mit ihrer spongiösen Seite an die Wölbung der Femurkortikalis an (Abb. 7a). Im Gegensatz dazu war ein völliger Flächenkontakt zwischen dem gewölbten Beckenkamm und dem Wirtslager nicht zu erzielen. Häufig standen die Enden pagodenartig von der Kortikalis ab (Abb. 7b). Dies hat insofern eine praktische Bedeutung, als daß der formschlüssige Kontakt zwischen Transplantat und dem Wirtslager einen entscheidenden Einfluß auf die Revaskularisierung des Transplantats hat [39, 45, 185].

Serie 2. Defektüberbrückende Rippentransplantate
Beim 2. Tierkollektiv, bei dem der defektüberbrückende Rippenspan untersucht wurde, legten wir unter gleich strengen sterilen Kautelen bei den narkotisierten Tieren den rechten Femur frei. Mittels einer eigens angefertigten Schablone aus V-2A-Stahl, die der Rundung der Femurkortikalis angepaßt war, wurden im proximalen und im distalen Anteil des

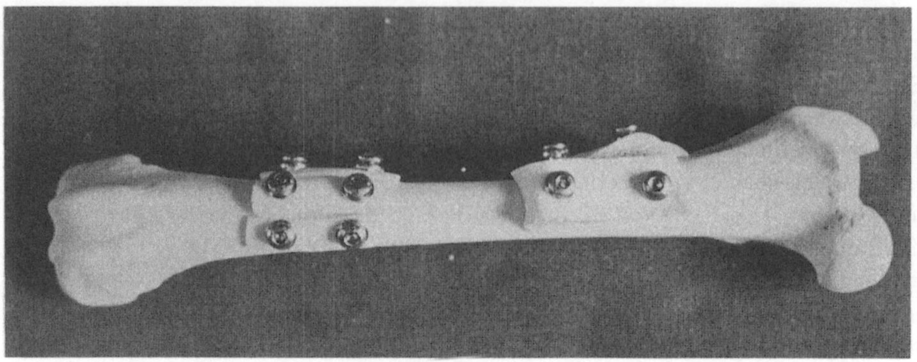

Abb. 6. Mazeriertes Präparat der Serie 1; proximal Becken-, distal Rippenspäne

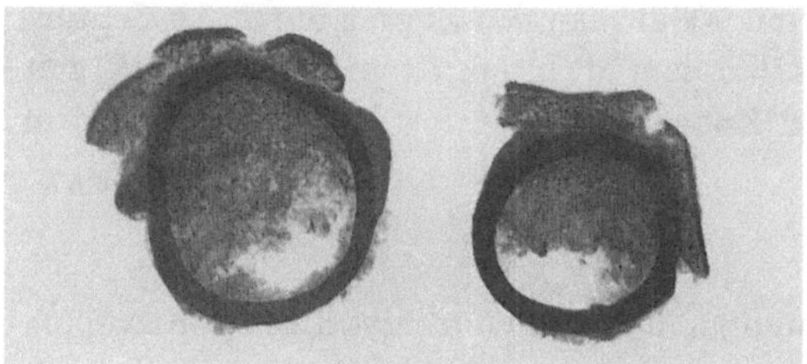

Abb. 7a, b. Anlagerung der Späne an die Femurkortikalis. **a** Formschlüssige Anlagerung der Rippenspäne, **b** pagodenartiges Abstehen der Beckenspäne

Femurs an der Lateralseite je 4 Löcher gebohrt. Die Schablone hatte einen Lochabstand von 2 x 1 cm.

Die jeweiligen Bohrlöcher wurden durch Meißelschläge verbunden, so daß ein proximaler und ein distaler Kortikalisdefekt von 2 x 1 cm Größe entstand.

Die standardisierten Kortikalislücken lagen 3 cm auseinander. Der Hinterlaufknochen mußte mit einer ventral angelegten 9-Loch-Halbrohrplatte stabilisiert werden. Diese zusätzliche Maßnahme war erforderlich, da bei dem ersten, nicht ausgewerteten Versuchshund es ohne Plattenverstärkung am 3. postoperativen Tag zu einer Fraktur im proximalen Femurdefekt kam, die uns zur Tötung des Tieres zwang.

In gleicher Weise resezierten wir die 7. Rippe subperiostal. Hierbei kam es 3mal zur Eröffnung der Pleura. Der Defekt wurde in intratrachealer Überdruckbeatmung verschlossen, wodurch der postoperative Verlauf nicht gestört wurde. Nach Entfernung der konkaven Kortikalis wurde die Rippe mit ihrer spongiösen Fläche auf den Femur aufgeschraubt, so daß sie die beiden Kortikalisdefekte vollkommen überbrückte. Die Wegnahme der lagerzugewandten Kortikalis führt zu einer „spongiösen Aufschließung" der Rippe gegenüber dem Transplantatlager.

Die Fixation erfolgte über je eine 3,5-mm-Kleinfragmentschraube, distal und proximal, sowie zwischen den beiden Defekten (Abb. 8). Somit konnte man einen festen Andruck des Transplantats auf die Kortikalis erzielen. Der schichtweise Wundverschluß beendete den Eingriff.

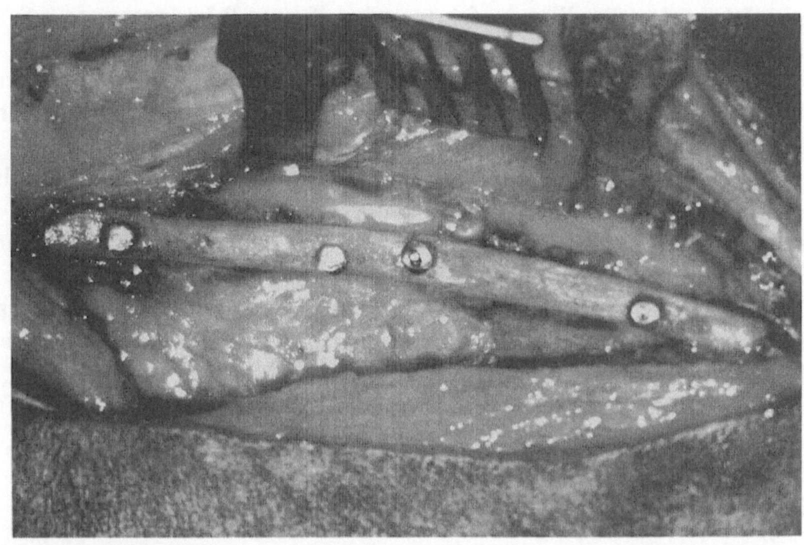

Abb. 8. Defektüberbrückender Rippenspan (Operationssitus)

In einer 3. Gruppe wurden 3 weitere Versuchstiere ausschließlich als Histologiehunde (H-Dg) in das Experiment eingebaut. Ihnen wurden keine radioaktiven Stoffe injiziert. An ihnen konnte eine ausgedehnte und lückenlose Histologieuntersuchung aller Abschnitte des Femurs und der transplantierten Knochen durchgeführt werden. Bei den radioaktiv markierten Tieren konnte nur jeweils eine schmale Scheibe für die Histologie verwendet werden, da die restlichen Gewebeanteile zur Durchblutungsbestimmung verwendet wurden. Zwei Histologieversuchstiere lebten 12 Wochen nach der Transplantation. Das 3. Tier erlitt in der 1. Woche eine tiefe Infektion, die einzige in unserem Experiment, die uns zum Töten des Tieres zwang.

Postoperativ erhielten die Tiere regelmäßig Analgetika über 2–3 Tage. In den bodengewärmten Ställen erholten sie sich rasch, so daß sie durchschnittlich ab dem 3. Tag den operierten Hinterlauf zunehmend belasteten. Eine ausführliche Protokollführung dokumentierte sowohl den Operationsablauf als auch die postoperative Phase.

2.3 Aufbereitung der Knochen und der Transplantate zur Bestimmung der Durchblutung

Wir entnahmen zur Messung der Durchblutung von jedem Tier die beiden Femora, die Tibiae, die Tali, je eine Rippe der rechten und der linken Thoraxwand, die Beckenkämme, 1 Humerus und 1 Brustwirbel. Die sorgfältig von Weichteilen befreiten Knochen wurden in Segmente bzw. Gewebearten zerteilt. So trennten wir proximale und distale Spongiosa, proximale und distale Kortikalis oder Mischgewebe. Die gleiche Aufteilung nahmen wir an den korrespondierenden Arealen des Knochens der Gegenseite vor, um Vergleichswerte zu erhalten.

Die jeweiligen Gewebesorten zerkleinerten wir in ca. erbsgroße Stücke, die in die Meßröhrchen des Zählers verteilt wurden. In ein Röhrchen konnten 2,0–2,5 g Frischgewebe plaziert werden. Die Wägung führten wir auf einer Präzisionswaage („Satorius" der Firma Mettler) durch, die auf 1 mg geeicht war.

Die Aufarbeitung der Lagerknochen und der transplantierten Knochenspäne erforderte besonders exakte Präparationen, um gerade hier keine Verfälschung der Werte durch anhaftende Weichteile oder Appositionskallus zu erhalten.

Die Intravitalfärbung mit Disulfin Blau hat sich hierfür bewährt. Mit ihr war es möglich, den intensiv blau gefärbten Anlagerungskallus, der die Transplantate umgab, von den schwächer kolorierten Transplantaten und Lagerknochen exakt zu trennen, was bei nativfarbenen Knochen nicht möglich ist (Abb. 9).

Eine genaue Entfernung der Kallusmassen vom Transplantat ist deshalb so wichtig, da schon gering anhaftende Menge des hyperämisierten Kallus eine Abweichung der Durchblutungswerte zur Folge hätte.

Wir erhielten 4423 Einzelproben, die der Durchblutungsmessung zugeführt wurden.

2.4 Aufarbeitung der histologischen Präparate

Von den radioaktiv markierten Hunden wurden mit einer feinen Eisensäge je eine ca. 2 mm dicke Scheibe aus den Femora herausgenommen. Der weitaus größte Gewebeanteil wurde zur Durchblutungsbestimmung herangezogen. Eine nachträgliche histologische Auswertung der für die Durchblutungsbestimmung zerkleinerten Gewebeproben war praktisch nicht durchführbar. Die Femora der ausschließlich für die Histologie vorgesehenen Hunde wurden in toto in Knochenscheiben aufgeteilt und in histologischen Serienschnitten aufgearbeitet.

Insgesamt erhielten wir 1 200 histologische Präparate, die auf 3 Arten geschnitten, fixiert und gefärbt wurden. Wir fertigten entkalkte und unentkalkte Präparate an.

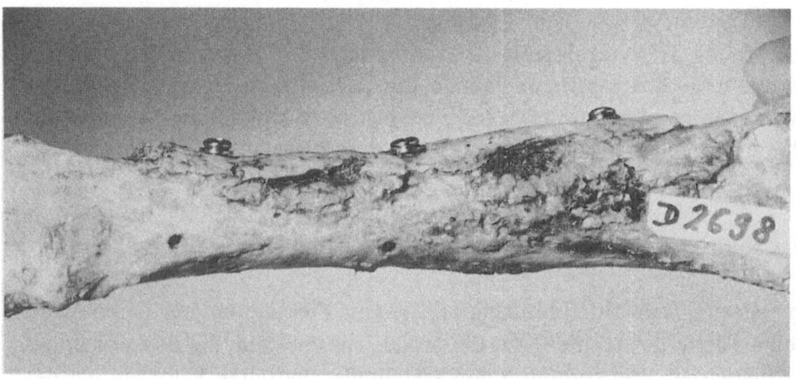

Abb. 9. Intravital gefärbter Femur mit Rippentransplantat. Der Anbaukallus ist tiefgrün angefärbt, das Transplantat weist eine Intravitalfärbung auf

2.4.1 Herstellung entkalkter Präparate

a) Die in 4%iger Formalinlösung vorfixierten Knochenpräparate wurden in Ossa Fixona 2 Tage lang entkalkt und fixiert.

b) Es erfolgte die Einbettung im Ultra-Autotechnicon für 16 h bis zum Paraffinblock.

c) Die 4 μ dicken Präparate wurden an einem Leitz-1208-Mikrotom geschnitten.

d) Es schlossen sich die Dehydrierung und Endparaffinisierung der Schnitte an.

e) Alle Präparate wurden nach Goldner und mit Hämatoxylin-Eosin (H.E.) gefärbt.

2.4.2 Kunststoffeinbettungen in Methylmetacrylat

a) Fixierung in 4%iger Formalinlösung.

b) Für 24 h Entwässerung in absolutem Methanol.

c) Herstellung des Methylmetacrylats aus den 3 Komponenten Metacrylsäureester, Plastoid-N und Benzoylperoxyd.

d) Einbetten der Präparate im Exsikkator für 24 h.

e) Einlassen der Präparate in Methylmetacrylat und Polymerisation in Gelatinekapseln für 48 h.

f) Herstellung der 3 μ dicken Schnitte am Hartschnitt-Rotations-Mikrotom (Fa. Jung, Modell 1140).

Die unentkalkten Präparate färbten wir mit
a) Hämatoxylin-Eosin,
b) nach Goldner
c) nach Kossa.

2.4.3 Herstellung ungefärbter, unentkalkter Präparate

Ungefärbte, unentkalkte Präparate stellten wir in 10-μ-Dicke für die Tetrazyclinfluoreszenzmikroskopie her.

2.5 Mikroskopische Untersuchungen

2.5.1 Lichtmikroskopie

Die lichtmikroskopischen Untersuchungen erfolgten an einem Zeiss-Universal-Photo-Mikroskop. Die Mikrosphären konnten in polarisiertem Licht dargestellt werden.

2.5.2 Fluoreszenzmikroskopie

Die Tetrazyclinmarkierung ist eine Technik, welche es erlaubt, Ort und Zeitpunkt von Knochenneubildung zu identifizieren und damit die Analyse derartiger Strukturen zu erleichtern [141]. Mit der intravitalen Knochenmarkierung erhält man Auskünfte über die Dynamik der kalkhaltigen Gewebe. Während der Mineralisationsphase geht das Tetrazyclin eine Komplexverbindung mit dem neugebildeten Kalziumapatit ein. Das Fortschreiten der Knochenbildung führt zu einer schalenartigen Anordnung der markierten Schichten. Wenn die Markierung in festgelegten Zeitintervallen wiederholt wird, so erreicht man eine intravitale Markierung, die entfernt mit den Jahresringen im Holz verglichen werden kann [31, 43, 56, 132, 146, 187].

Diese Eigenschaft wird auch für die histomorphologische Untersuchung der Knochenanbaudynamik am menschlichen Biopsiematerial genutzt [33]. Die fluoreszenzoptische Darstellung der Markierungslinien erfolgte in der Auflichtfluoreszenz an ungefärbten 10 μ dicken unentkalkten Schnittpräparaten unter Verwendung einer Filterkombination von FT-460 (Erregerfilter) und LP-470 (Sperrfilter).

Da wegen der schwachen Fluoreszenz der tetrazylinmarkierten Präparate keine Übersichtsaufnahmen möglich waren, mußten die Präparate in Einzelbildern aufgenommen (Vergrößerung 1 : 32), zusammengesetzt und anschließend auf Normalformat reproduziert werden (Die Abb. 35a besteht aus 126 Einzelaufnahmen).

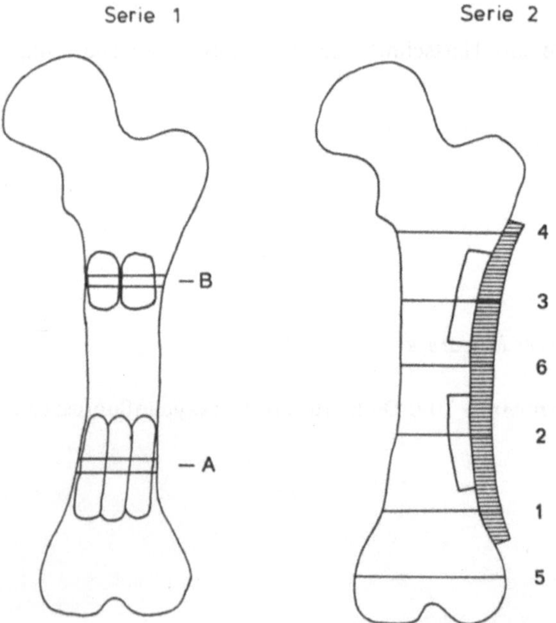

Abb. 10. Entnahmestellen der histologischen Präparate. *A* Rippe auf distaler Kortikalis, *B* Beckenspan auf proximaler Kortikalis, *1* Rippe auf distaler Kortikalis, *2* Rippe über distalem Defekt, *3* Rippe über proximalem Defekt, *4* Rippe auf proximaler Kortikalis, *5* Kondylen, *6* Rippe auf Kortikalis zwischen den Defekten

2.6 Photographische Dokumentation

Die operierten Femora photographierten wir, um einerseits die intravitale Knochenfärbung zu dokumentieren (s. Abb. 9), andererseits dienten die Bilder zur Orientierung bei der Auswertung der histologischen Präparate.

2.7 Radiologische Dokumentation

Die Hinterlaufknochen wurden mit Standardröntgenaufnahmen in 2 Ebenen abgebildet. Es schloß sich eine Tomographie der transplantattragenden Knochen an. Von den herausgesägten Knochenscheiben fertigten wir Röntgenaufnahmen in Mammographietechnik an. Auf ihnen kam die Spongiosafeinstruktur und die Kallusarchitektonik gut zur Darstellung und konnte zur Ergänzung der Histomorphologie herangezogen werden (Abb. 23).

3 Ergebnisse

3.1 Ergebnisse der Durchblutungsmessungen mit der Tracer-Mikrosphären-Methode

3.1.1 Versuchsserie I

Im ersten Teil der experimentellen Untersuchungen wurden autologe Becken- und Rippenspäne auf den Femur verpflanzt und die Durchblutung während einer Transplantationszeit von 4 Wochen bestimmt. Die Ergebnisse sind folgendermaßen gegliedert:

1. Wie gestaltet sich das Durchblutungsverhalten der transplantierten Beckenspäne im Vergleich zum verbliebenen Beckenkamm der Gegenseite?
2. Welche Durchblutungen weisen die transplantierten Rippenspäne auf und wie ist der Vergleich zur belassenen Rippe der Gegenseite?
3. Vergleich der Durchblutungsdynamik von Becken- und Rippenspänen.
4. Durchblutungsvergleich zwischen der Kortikalis des operierten Femur (Transplantatlager) und der Kortikalis des gegenseitigen, nicht operierten Femur.

Das Durchblutungsverhalten der transplantierten Beckenspäne im Vergleich zum verbliebenen Beckenkamm der Gegenseite:
Präoperativ liegt die Beckenkammdurchblutung der rechten und linken Seite mit ca. 9 ml pro 100 g Gewebe pro min gleich hoch. (Aus Einzelwerten wurde der Mittelwert mit Standardfehler x ± Sx errechnet.)

Im Augenblick der Entnahme des rechten Beckenspans sinkt seine Durchblutung auf den Nullwert. Nach 14 Tagen ergibt die Flowmessung, daß der transplantierte Beckenspan bereits wieder seinen präoperativen Durchblutungswert von 9 ml pro 100 g Gewebe pro min erreicht hat. (Wenn im folgenden Durchblutungswerte in ml angegeben werden, entspricht dies ml pro 100 g pro min.)

Inzwischen steigerte sich die Durchblutung des belassenen linken Beckenkamms auf 13 ml. In den folgenden 2 Wochen, also nach 4 Wochen Transplantationszeit, hatte der transplantierte Beckenspan eine Durchblutungssteigerung auf 18 ml, d.h. auf das Doppelte seines Ausgangswertes erreicht. Der belassene Beckenkamm wies mit 24 ml eine Steigerung der Durchblutung auf das 2,5fache seines Initialswerts auf (Abb. 11, Tabelle 4).

Welche Durchblutung weisen die transplantierten Rippenspäne auf und wie ist der Vergleich zur belassenen Rippe der Gegenseite?
Bei den Rippenspänen findet man ein analoges Durchblutungsmuster. Die präoperativen Flowwerte liegen ebenfalls bei 9 ml pro 100 g pro min. Nach dem intraoperativen Nullwert gelangt der transplantierte Rippenspan in 2 Wochen auf Werte um 6 ml pro min. Im Vergleich dazu steigert sich der Blutfluß in der nicht operierten Rippe auf 10 ml. Der 4-Wochen-Wert beträgt bei den Rippenspänen 15 ml, bei der belassenen Rippe 18 ml

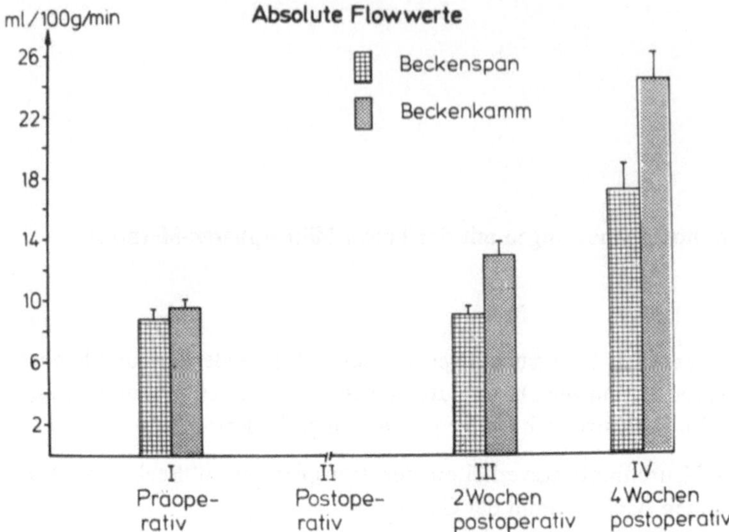

Abb. 11. Säulendiagramm der Durchblutungswerte der Beckenspäne und der Beckenkämme (x ± Sx)

Tabelle 4. Durchblutungswerte der Beckenspäne und der Beckenkämme (x ± Sx)

Durchblutung eines frei transplantierten kortikospongiösen Beckenkammspaŋs in ml/100g/min

n	I Präoperativ	II Postoperativ	III 2 Wochen postoperativ	IV 4 Wochen postoperativ
8	8,89 ± 1,45	0	8,97 ± 1,06	17,10 ± 3,13

Durchblutung des nicht operierten Beckenkamms in ml/100 g/min

n	I Präoperativ	II Postoperativ	III 2 Wochen postoperativ	IV 4 Wochen postoperativ
8	9,49 ± 0,87	–	12,81 ± 1,71	24,26 ± 2,86

(Abb. 12, Tabelle 5). Dies entspricht einer Steigerung der Durchblutung von 160 bzw. 210% des Ausgangswerts.

Vergleich der Durchblutungsdynamik von Becken- und Rippenspänen:
Vergleicht man die Durchblutungswerte beider autologer Transplantatspäne, wird das identische Verhalten augenfällig, mit dem geringen Unterschied, daß die Rippenspandurchblutung um etwa 3 ml niedriger als die des Beckenspans liegt (Abb. 13, Tabelle 6).

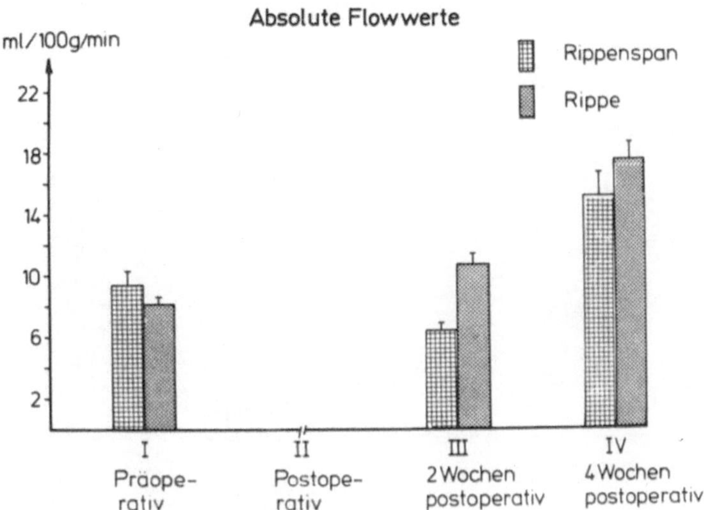

Abb. 12. Säulendiagramm der Durchblutungswerte der Rippenspäne und der belassenen Rippen (x ± Sx)

Tabelle 5. Durchblutungswerte der Rippenspäne und der belassenen Rippen (x ± Sx)

Durchblutung eines frei transplantierten kortikospongiösen Rippenspans in ml/100 g/min

n	I Präoperativ	II Postoperativ	III 2 Wochen postoperativ	IV 4 Wochen postoperativ
8	9,41 ± 1,68	0	6,46 ± 1,04	14,96 ± 2,91

Durchblutung der nicht operierten Rippe in ml/100 g/min

n	I Präoperativ	II Postoperativ	III 2 Wochen postoperativ	IV 4 Wochen postoperativ
8	8,22 ± 0,64	–	10,65 ± 1,23	17,37 ± 2,33

Durchblutungsvergleich zwischen Transplantatlager und Kortikalis des gegenseitigen Femurs:

Es schien von Interesse, ob die Femurkortikalis, die als Transplantatlager diente, eine andere Durchblutung als die Kortikalis des nicht operierten Femurs aufwies. Die präoperativen Ausgangswerte lagen bei beiden Femurkortikales mit 1,6 und 1,8 ml gleich hoch. Die Durchblutung am operierten Femur erhöhte sich nach 14 Tagen auf 3,0 und nach 4 Wochen auf 5 ml, wogegen die Kortikalis des nicht operierten Femur nach 2 Wochen erst 1,7 und nach 4 Wochen 2,3 ml pro min Durchblutung aufwies. Die Femurkortikalis, die als Trans-

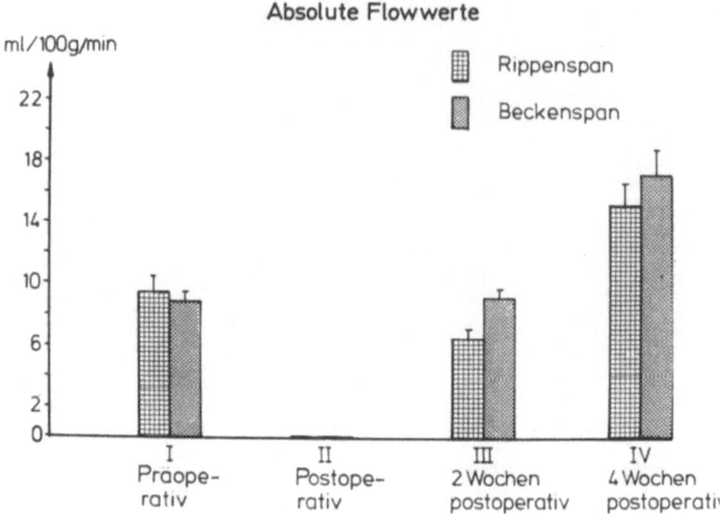

Abb. 13. Säulendiagramm der Durchblutungswerte der Rippen- und Beckenspäne (x ± Sx)

Tabelle 6. Durchblutungswerte der Rippen- und Beckenspäne (x ± Sx)

	n	I Präoperativ	II Postoperativ	III 2 Wochen postoperativ	IV 4 Wochen postoperativ
	8				
Beckenspäne		8,89 ± 1,15	0	8,97 ± 1,06	17,10 ± 3,13
Rippenspäne		9,41 ± 1,68	0	6,46 ± 1,04	14,96 ± 2,91

plantatlager diente, reagierte mit einer doppelt so hohen Durchblutungssteigerung, wie die Kortikalis des nicht operierten Femur (Abb. 14, Tabelle 7).

Der kortikospongiöse Beckenspan erreicht nach 14 Tagen Transplantationszeit seine Ausgangsdurchblutung und übersteigt sie nach weiteren 2 Wochen um das Doppelte. Der belassene Beckenkamm erhöht im gleichen Zeitraum seine Durchblutung um mehr als das Doppelte. Das gleiche Durchblutungsmuster findet man bei den Rippen. Der Beckenspan ist geringfügig besser durchblutet als die Rippe. Die als Wirtslager dienende Femurkortikalis weist eine bessere Durchblutung auf als die des gegenseitigen Femurs.

3.1.2 Versuchsserie II

Galt es, im 1. Tierkollektiv das Durchblutungsverhalten von transplantierten Becken- und Rippenspänen am intakten Femur zu bestimmen und miteinander zu vergleichen, untersuchten wir in der 2. Versuchsserie das Durchblutungsverhalten langer kortikospongiöser Rippenspäne, die 2 Kortikalisdefekte am Femur überbrückten. In der 1. Versuchsserie betrug die Transplantationszeit 4 Wochen, in der 2. Serie 6 bzw. 12 Wochen.

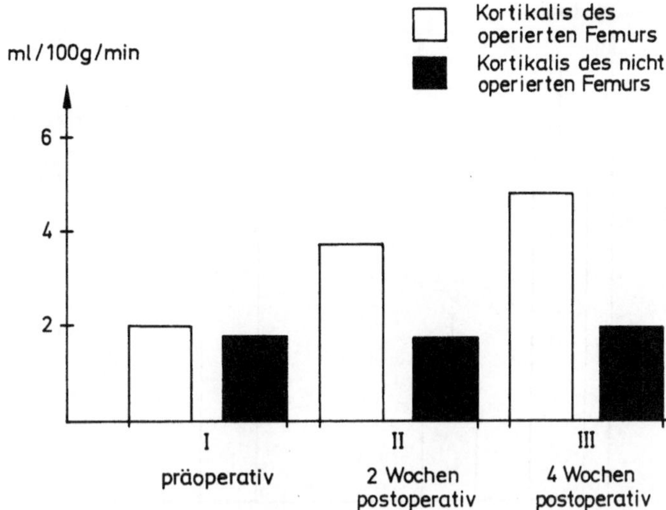

Abb. 14. Säulendiagramm des operierten Femurs und der Femurkortikalis der Gegenseite

Tabelle 7. Durchblutungswerte des operierten Femurs und der Femurkortikalis der Gegenseite ($x \pm Sx$)

	n	I Präoperativ	II 2 Wochen postoperativ	III 4 Wochen postoperativ
	8			
Femurkortikalis der operierten Seite		$1,88 \pm 0,39$	$3,21 \pm 0,38$	$5,22 \pm 0,67$
Femurkortikalis der nicht operierten Seite		$1,56 \pm 0,22$	$1,69 \pm 0,17$	$2,33 \pm 0,37$

Es interessierten folgende Parameter:

1. Die Durchblutung des gesamten Rippenspans.
2. Die Durchblutung der kortikalisständigen Spananteile.
3. Die Durchblutung der defektüberbrückenden Rippenspananteile.
4. Die Basisdurchblutung von Femur, Tibia, Talus, Humerus und Wirbelkörper.

Es wurde die Durchblutung der transplantierten Rippenspäne in mehreren, isolierten Abschnitten bestimmt. Einmal wurden die Spananteile zusammengenommen, die der Kortikalis auflagen. Zum anderen faßten wir die 2 defektüberbrückenden Anteile eines jeden Rippenspans ihrerseits zusammen.

Die Durchblutung des gesamten Rippenspans

Der präoperative Wert der zu transplantierenden Rippen lag bei 25 ml. Nach der 2. postoperativen Woche hatte das Transplantat bereits wieder einen Durchblutungswert von

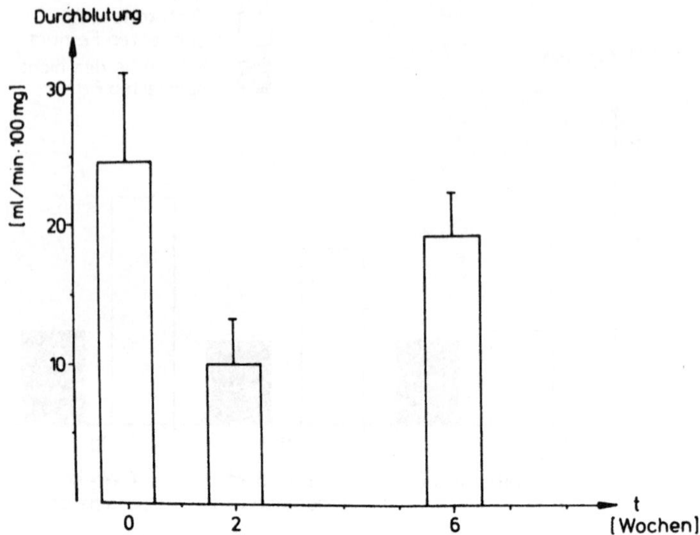

Abb. 15. Säulendiagramm der Durchblutungswerte des gesamten Rippentransplantats (x ± Sx)

Tabelle 8. Durchblutungswerte der Rippentransplantate (x ± Sx)

	n	I Präoperativ	II Postoperativ	III 2 Wochen postoperativ	IV 6 Wochen postoperativ
Rippenspäne	8	24,48 ± 6,83	0	10,01 ± 3,27	18,99 ± 2,74

10 ml, der nach 6 Wochen Transplantationszeit auf 19 ml stieg und somit annähernd seinen Ausgangswert wieder erreichte (Abb. 15, Tabelle 8).

Die Durchblutung der kortikalisständigen und defektüberbrückenden Rippenspananteile: Aufschlußreiche Werte ergaben sich bei der Aufschlüsselung der Gesamtrippe in kortikalisständige Anteile und in defektüberbrückende Anteile. In den präoperativen Werten fällt eine höhere Durchblutung der defektüberbrückenden Anteile gegenüber den kortikalisständigen Abschnitten auf. Beim 2-Wochen-Wert hat der defektüberbrückende Anteil immer noch einen, wenn auch geringen Durchblutungsvorsprung von 3 ml. Nach der 6. Woche haben sich die Durchblutungswerte mit 18,9 und 17,8 ml angeglichen. Die Unterschiede der Werte sind gering und fallen in den Bereichen der Schwankungsbreite (Abb. 16, Tabelle 9).

Basisdurchblutung nicht operierter Knochen
Basisdurchblutung des Femurs und der Tibia der nicht operierten Seite. Generell nimmt die Durchblutung der Knochenkette des nicht operierten Hinterlauf von proximal nach distal

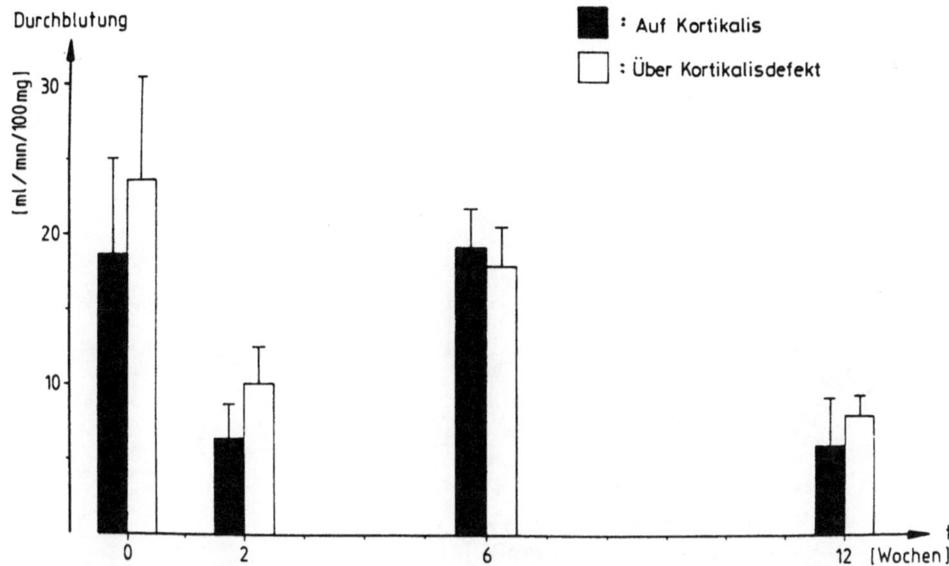

Abb. 16. Säulendiagramm der Durchblutungswerte der kortikalisständigen und defektüberbrückenden Rippenspäne (x ± Sx)

Tabelle 9. Durchblutungswerte der kortikalisständigen und der defektüberbrückenden Rippenspäne (x ± Sx)

	n	I Präoperativ	II Postoperativ	III 2 Wochen postoperativ	IV 6 Wochen postoperativ
Rippe auf Kortikalis	8	18,51 ± 6,60	0	6,41 ± 2,05	18,97 ± 3,39
Rippe über Defekt		23,57 ± 7,18	0	9,86 ± 3,54	17,82 ± 2,50

ab [105]. Betrachtet man die Spongiosdurchblutung für sich, liegt die proximale Femurspongiosa präoperativ bei 12,8 ml. Die distale Femurspongiosa wird mit 12,1 ml bereits geringer durchblutet. Die Tibiakopfspongiosa sinkt auf einen Wert von 6,5 ml, die distale Tibia auf 3,5 ml ab. Die Durchblutungswerte der Schaftkortikalis liegen erheblich unter denen der Spongiosa. Für die Femurkortikalis finden wir einen Wert von 1,6 ml und für die Tibiakortikalis von 0,9 ml präoperativ.

Für alle Spongiosawerte gilt, daß sie in der 2. und 6. postoperativen Woche kontinuierlich ansteigen und deutlich über dem präoperativen Ausgangswert liegen. Ein anderes Verhalten weist die Kortikalisdurchblutung auf. Sowohl die Femurkortikalis als auch die Tibiakortikalis weisen in der 2. postoperativen Woche eine deutliche Erniedrigung unter den präoperativen Wert auf. Nach 6 Wochen erreicht die Kortikalisdurchblutung noch nicht den Ausgangswert (Abb. 17, Tabelle 10).

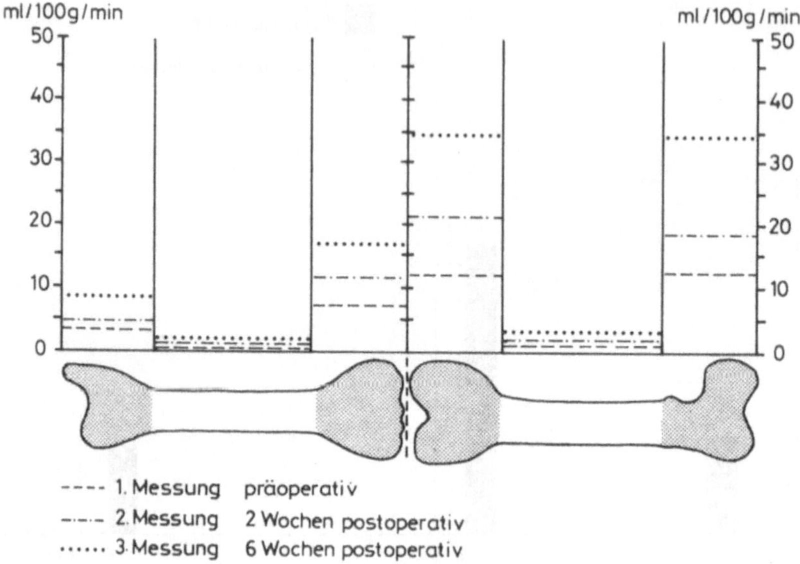

Abb. 17. Durchblutungsdiagramm des Femurs und der Tibia (x ± Sx), (n = 8)

Tabelle 10. Basisdurchblutung des Femurs und der Tibia (x ± Sx)

	n	I Präoperativ	II Postoperativ	III 2 Wochen postoperativ	IV 4 Wochen postoperativ
	8				
Femurspongiosa proximal		12,83 ± 1,18	–	19,41 ± 3,08	34,09 ± 5,15
Femurkortikalis		1,56 ± 0,22	–	1,69 ± 0,17	2,33 ± 0,37
Femurspongiosa distal		12,14 ± 1,48	–	20,93 ± 4,21	34,39 ± 5,48
Tibiaspongiosa proximal		6,58 ± 1,09	–	11,56 ± 2,45	17,56 ± 3,96
Tibiakortikalis		0,88 ± 0,22	–	0,8 ± 0,16	1,55 ± 0,42
Tibiaspongiosa distal		3,49 ± 0,87	–	4,65 ± 1,44	8,61 ± 2,44

Dieses unterschiedliche Verhalten der beiden Knochengewebe bestätigt die von Kunze et al. gemachte Beobachtung, daß offensichtlich die Durchblutungssteuerung der Spongiosa sich von der der Kortikalis unterscheidet [104].

In Tabelle 11 sind die absoluten Basisdurchblutungswerte von knapp 50 Hunden für die hintere Extremität aufgeführt. Die Werte stammen aus einem Experimentalzyklus [50, 102–105]. Aufgrund der verhältnismäßig hohen Fallzahl (es handelt sich hierbei um ca. 6000 Einzelmessungen), stellen diese Zahlen statistisch gesicherte Durchblutungswerte dar.

Tabelle 11. Präoperative Basisdurchblutung der hinteren Extremität. (Nach Kunze et al. [103])

	n	Mittelwert	Standardfehler	Medianwert
Kortikalis				
Femurschaftkortikalis	47	2,13	0,28	1,53
Tibiaschaftkortikalis	46	1,59	0,29	0,94
Spongiosa				
Proximale Femurspongiosa	48	13,26	1,04	12,92
Distale Femurspongiosa	48	12,37	1,17	10,83
Proximale Tibiaspongiosa	47	8,79	0,94	7,17
Distale Tibiaspongiosa	45	4,81	0,61	3,83
Mischpräparate				
Femurkopf	28	7,47	0.70	6,84
Talus	47	2,37	0,38	1,84

Durchblutung der Brustwirbelkörper. Wegen der zunehmenden Bedeutung der operativen Versorgung instabiler Wirbelfrakturen haben wir das Durchblutungsverhalten von Wirbelkörpern gemessen. Hierbei unterschieden wir das rein spongiöse Knochengewebe des Körpers von dem Mischgewebe der Dornfortsätze.

Die Durchblutung des Brustwirbelkörpers präoperativ beträgt knapp 30 ml pro min und liegt somit in der Größenordnung der proximalen Femurspongiosa. In der 2. postoperativen Woche bleibt die Durchblutung unverändert (31 ml). Bemerkenswert ist der 6-Wochen-Wert, der auf 70 ml pro 100 g pro min ansteigt. Solche hohen Werte werden in keinem der bisher gemessenen Skelettabschnitte erreicht. Die Durchblutung der Dornfortsätze liegt durchschnittlich um die Hälfte niedriger, zeigt jedoch das gleiche Durchblutungsverhalten (11,3/13,0/30,8 ml pro 100 g pro min).

Durchblutung des Humerus. Wir bestimmten noch die Basisdurchblutung des Humerus, von dem wir bisher noch keine Werte kannten. Wie bei den Knochen der unteren Extremität nimmt auch beim Oberarmknochen die Durchblutung von rumpfwärts nach peripher ab. Die Spongiosa des Humeruskopfs ist mit 25,4 ml gut durchblutet. Der distale Kondylenbereich, der bei Hunden nur relativ wenig Spongiosagewebe enthält, liegt bei 9 ml. Erwartungsgemäß erreicht die Humeruskortikalis den niedrigen Wert von 5,8 ml. Wie auch schon bei der Femur- und Tibiaspongiosa, kommt es bei der Humerusspongiosa zu einem deutlichen Ansteigen der Durchblutung nach dem operativen Eingriff. Die Schaftdurchblutung dagegen bleibt postoperativ unter dem Ausgangswert und erreicht nach 6 Wochen nur 3 ml pro 100 g pro min.

Die Durchblutungswerte des Humerus erscheinen noch aus einem anderen Aspekt heraus bemerkenswert. Die von uns ermittelten Durchblutungskurven der Transplantate und anderer Knochengewebe weisen einen ähnlichen Verlauf auf. Es erhob sich die Frage, ob sich die Durchblutung tatsächlich so verhält oder ob es sich um einen systematischen Meßfehler handelt. Die Durchblutungswerte des Humerus folgen, wie im Säulendiagramm deutlich sichtbar ist, nicht dem Kurvenmusten der Transplantate, sondern lassen ein gänzlich anderes Bild erkennen. Die Spongiosa des Humeruskopfs ändert die Durchblutung nicht.

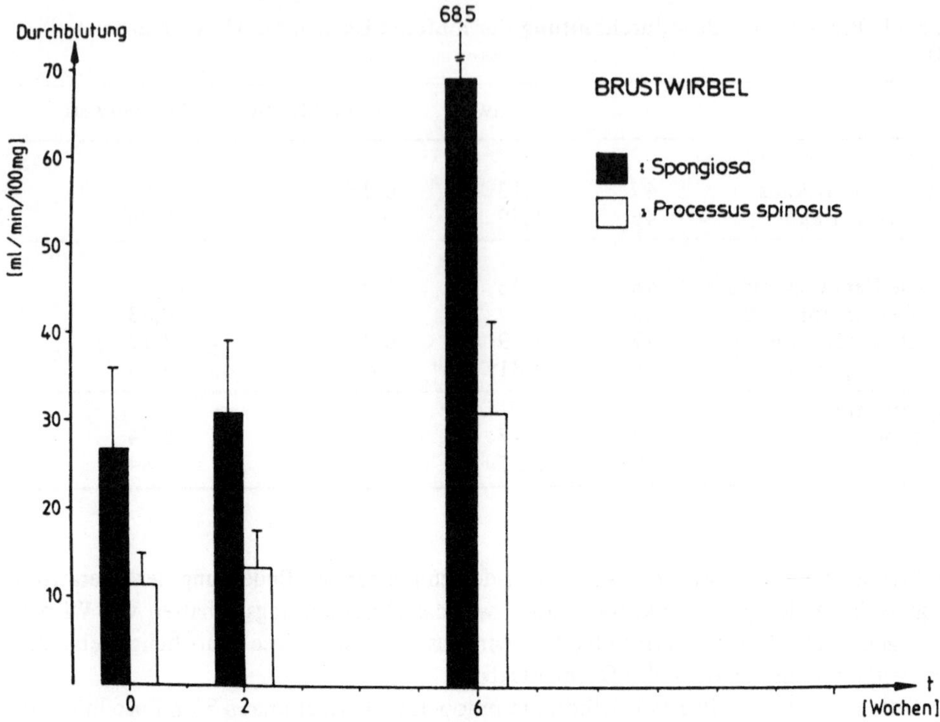

Abb. 18. Säulendiagramm der Basisdurchblutung der Brustwirbel (x ± Sx)

Tabelle 12. Basisdurchblutung der Brustwirbel (x ± Sx)

	n	I Präoperativ	II Postoperativ	III 2 Wochen postoperativ	IV 6 Wochen postoperativ
Wirbelkörper	8	26,87 ± 9,3	–	31,07 ± 8,13	68,51 ± 38,5
Dornfortsatz		11,31 ± 3,14	–	13,04 ± 3,67	30,82 ± 10,2

Die proximale Spongiosa weist nach 2 Wochen den höchsten Wert auf. Die Kortikalis sinkt dagegen mit der Durchblutung bis zur 6. Woche ab. Dieses unterschiedliche Durchblutungsmuster am selben Knochen schließt einen permanenten Meßeffekt, der durch die Versuchsanordnung bedingt wäre, aus.

Der langdimensionierte Rippenspan erreicht 14 Tage nach der Transplantation die Hälfte seiner Ausgangsdurchblutung und wird nach 6 Wochen gleich gut durchblutet wie vor der Entnahme. Die defektüberbrückenden Rippenanteile liegen über der Durchblutung der kortikalisständigen Rippenabschnitte. Die Basisdurchblutung der nicht operierten Extremitätenknochen nehmen von proximal nach distal ab. Die Durchblutung der Wirbelkörper ist hoch und steigt postoperativ noch an. Die Durchblutung der Humeruskortikalis verhält sich reziprok zu der der Spongiosa des Humerus.

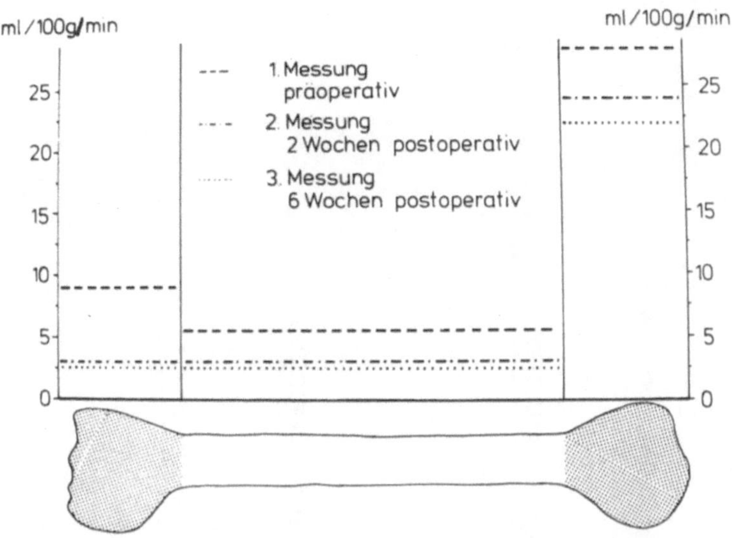

Abb. 19. Durchblutungsdiagramm des Humerus (x ± Sx)

Tabelle 13. Basisdurchblutung des Humerus (x ± Sx)

	n	I Präoperativ	II Postoperativ	III 2 Wochen postoperativ	IV 6 Wochen postoperativ
	8				
Proximale					
Spongiosa		25,39 ± 5,50	–	39,24 ± 8,65	29,04 ± 7,89
Kortikalis		5,88 ± 1,66	–	3,52 ± 0,92	3,08 ± 0,89
Distale					
Kondylen		9,05 ± 4,35	–	3,74 ± 0,87	3,36 ± 1,04
(Mischpräparat)					

3.2 Makromorphologische Ergebnisse

3.2.1 Intravitalfärbung

Die Transplantate der ersten Versuchsserie waren fest auf dem Transplantatlager fixiert.
Bei 1 Tier schien der sternale Anteil der transplantierten Rippe nekrotisch und war zum
größten Teil resorbiert. Der periostale Anlagerungskallus um die Transplantate war durch
die Intravitalfärbung mit Disulfin Blau tief grün angefärbt. Zum größten Teil waren die
Kortikalisanteile der Rippen- und Beckenspäne ebenfalls grün gefärbt. Bei den Rippenspänen der 2. Versuchsserie war der sternale Anteil deutlicher grüner angefärbt als das
vertebrale Ende. Dies ist auf die dünnere Kortikalis und damit auf die schnellere Substitution des Transplantats im sternalen Anteil zurückzuführen.

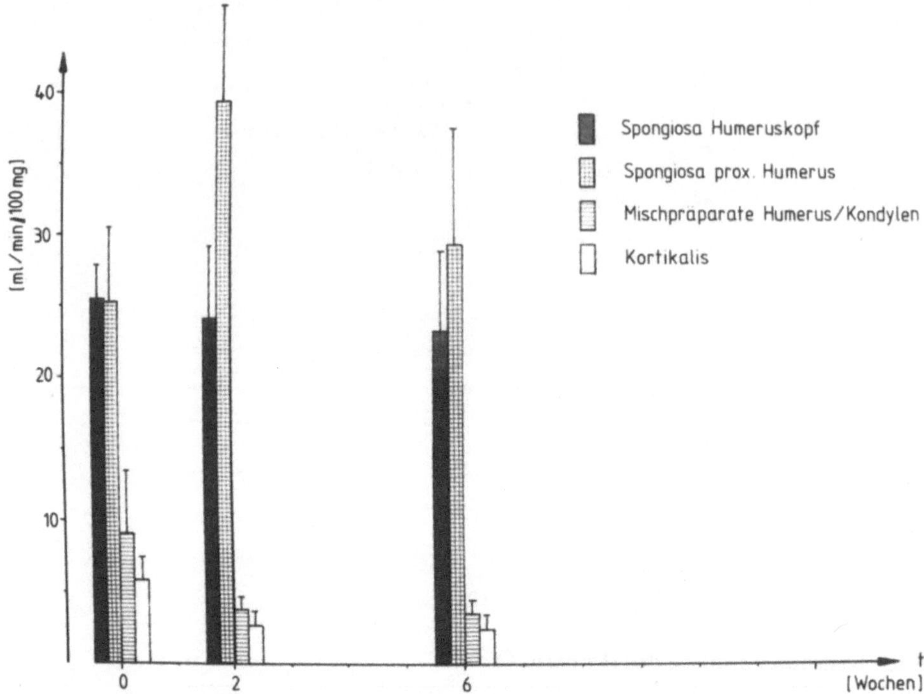

Abb. 20. Säulendiagramm der Humerusdurchblutung (x ± Sx)

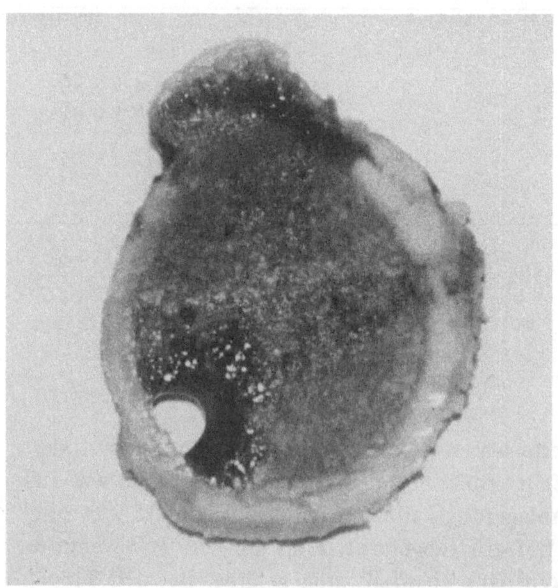

Abb. 21. Intravitalgefärbtes Rippenspanpräparat

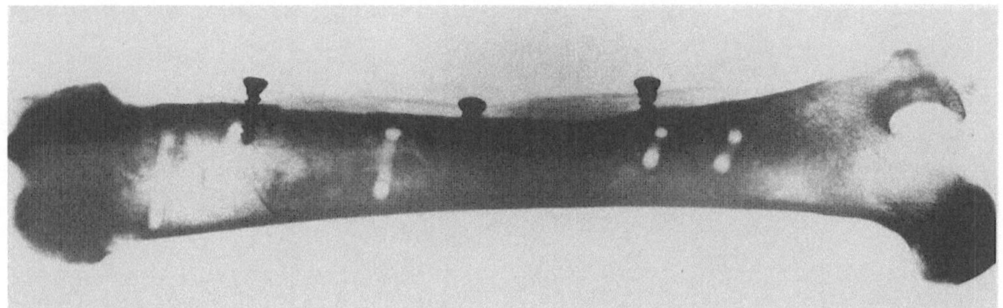

Abb. 22. Übersichtsröntgenaufnahme eines defektüberbrückenden Rippenspans am Femur

Die herausgesägten Präperatequerschnitte zeigten grün angefärbte endostale Kallusmassen im Diaphysenbereich. Ebenso waren im Querschnitt die Transplantate mit Disulfin
Blau angefärbt.

3.3 Radiologische Ergebnisse

Die Präparate wurden einer radiologischen Darstellung unterzogen. Im Übersichtsröntgen-
bild und auf den Tomographiebildern stellten sich die Transplantate unterschiedlich
röntgendicht dar. In Abb. 22 ist ein Hinterlauf der Versuchsserie 2 mit einem Rippenspan dargestellt. Es fallen die unterschiedlich dichten Zonen des Rippentransplantats auf.
Über den Defekten besteht eine höhere Strahlenabsorption als auf den kortikalisständigen
Rippenanteilen. Weiterhin fällt die Röntgendichte der Femurdiaphyse auf. Wir fanden
bei allen operierten Hundefemora eine komplette Ausfüllung des Markraums mit endostalem Faserknochen. Bei unverletzten Femora ist der Diaphysenraum frei von Knochengewebe.

Von allen entnommenen Knochenscheiben stellten wir in der Mammographietechnik
Röntgenbilder her. In Abb. 23 sind einzelne Transplantatabschnitte aus der 2. Versuchsserie dargestellt. Es läßt sich der intensive knöcherne Kontakt zwischen dem endostalen
Kallus und dem Transplantat deutlich erkennen. Ebenso sind die periostalen Knochenan-
lagerungen an das Transplantat ersichtlich. Zwischen Transplantat und Defektrand hat sich
ein knöcherner Verbund hergestellt. Dort, wo das Transplantat die Gegenseite des Defekts
nicht erreicht hat, hat eine fibröse bindegewebige Brücke die Verbindung hergestellt
(Abb. 23).

3.4 Ergebnisse der Histomorphologie

3.4.1 Lichtmikroskopie

Zur lichtmikroskopischen Untersuchung standen von der Versuchsserie 1 Querschnitte
durch Rippentransplantate und Beckentransplantate zur Verfügung. Die Versuchsserie 2

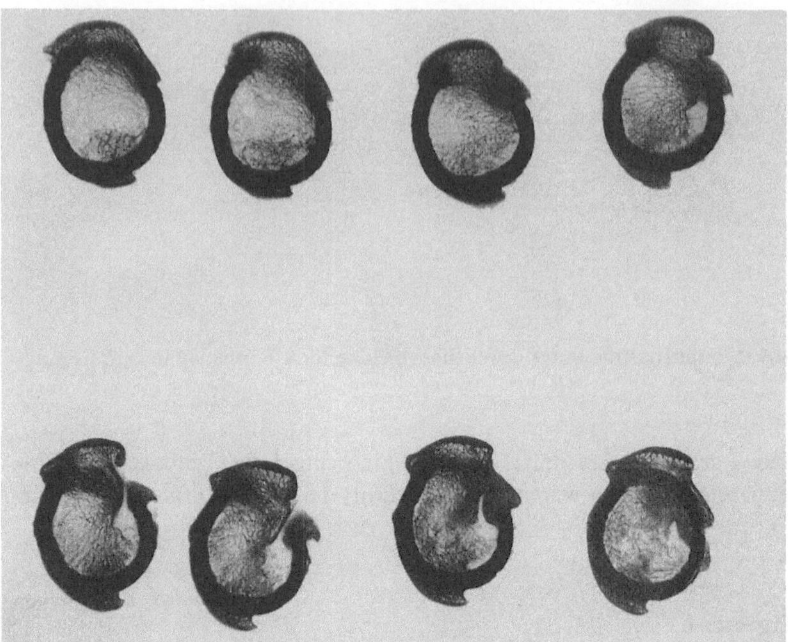

Abb. 23. Querschnitte von defektüberbrückenden Rippentransplantaten (Mammographie-technik)

lieferte Querschnitte durch kortikalisständige und defektüberbrückende Rippenspäne. Von den beiden Histologiehunden wurde jeder Abschnitt des Rippenspans durchgehend mikroskopiert.

Die histologischen Präparate können in 2 Gruppen zusammengefaßt werden. Die eine Gruppe umfaßt die Präparate der 1. Versuchsserie mit Rippen- und Beckenspan auf intakter Kortikalis sowie die kortikalisständigen Rippenabschnitte der 2. Versuchsserie. Die andere histologische Gruppe stellen die defektüberbrückenden Rippenspäne der 2. Versuchsserie dar.

Kortikalisständige Knochentransplantate:
Bei der 1. histologischen Gruppe (kortikalisständiger kortikospongiöser Span) konnte eine morphologische Gesetzmäßigkeit gefunden werden. Das periosttragende Transplantatlager (Femurkortikalis) wies keine nennenswerten Veränderungen auf. In 3 Fällen konnte eine geringe osteoblastische Aktivität auf der Oberfläche der Femurkortikalis beobachtet werden. Das Periost war histologisch in den meisten Fällen nicht mehr nachweisbar. In Regionen, in denen der Aufpreßdruck des Transplantats nicht hoch war, fand sich ein fibröser Saum zwischen Transplantat und Femurkortikalis.

In Abb. 24 ist das histologische Bild einer intakten Rippe dargestellt (a). Die Ausschnitvergrößerungen zeigen zwischen den Spongiosabälckchen hämatopoetisches Gewebe mit Megakariozyten (c), die Kortikalis weist vitale Osteozyten auf (b). Im Gegensatz hierzu bietet das Rippentransplantat nach 4 bzw. 6 Wochen ein gänzlich anderes histologisches Bild (Abb. 25).

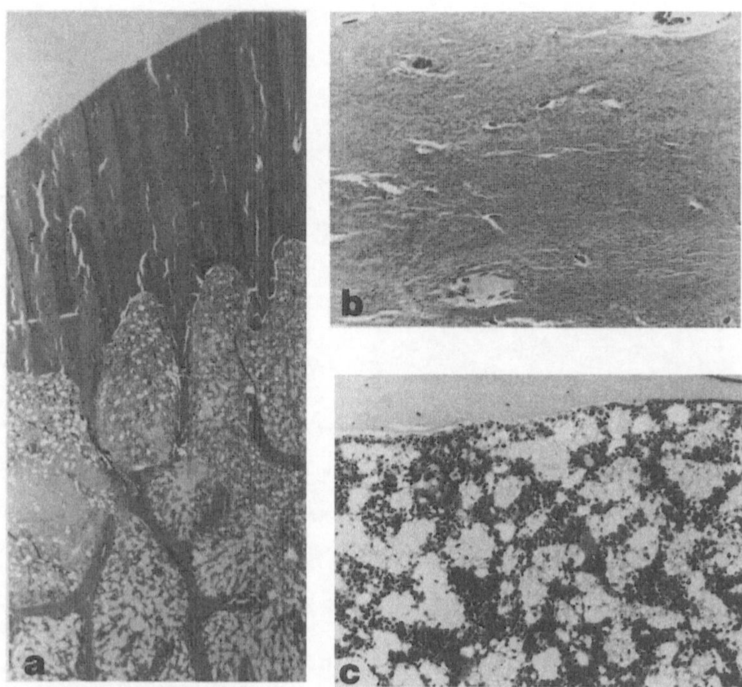

Abb. 24a–c. Histomorphologie einer normalen Rippe. **a** Normale Rippe (Vergr. 16 : 1), **b** Kortikalis mit Osteozyten und Gefäßen (Vergr. 125 : 1), **c** Hämatopoese im Spongiosaraum (Vergr. 30 : 1)

Auf der Übersichtsaufnahme (a) ist eine Dreizoneneinteilung deutlich zu erkennen. Die dem Transplantatlager zugewandte basale Transplantatzone weist einen Gefäßreichtum auf (b). Die darauf folgende Zone ist charakterisiert durch Aufschließungsvorgänge. Es finden sich Gewebenekrosen neben frisch einsprießenden mesenchymalen Gewebeverbänden (c). Die 3. Transplantatzone umfaßt überwiegend die Kortikalis. Hier sind im Gegensatz zur frischen Rippe die Osteozytenhöhlen leer. Auch sonst finden sich keine vitalen Zellen. Es handelt sich hierbei um eine Nekrosezone mit devitalem Knochengewebe (d).

In Abb. 26 a und b sind die 3 Transplantatzonen, wie sie nach 4 Wochen Einheilungsphase nachweisbar sind, schematisch dargestellt. In der Hypervaskularisationszone finden sich viele Kapillaren, Osteoblasten und Knochenneubildungen. Die Aufschließungszone wird charakterisiert durch Fibroblasten, Makrophagen und hat bereits Kapillarsprossungen. Die periphere Zone zeichnet sich durch Zelltod und devitalen Knochen aus.

Betrachtet man die basale und mittlere Zone mit stärkerer Vergrößerung, findet man im Bereich der Spongiosabälkchen des Transplantats nebeneinander osteoblastische und osteoklastische Aktivitäten (Abb. 27).

Der devitale Transplantatknochen wird von Osteoklasten abgebaut (Abb. 28).

Perlschnurartige Osteoblastensäume umgeben andererseits die devitalen Spongiosabälkchen und lagern Osteoid ab. So entsteht das histologische Bild des „eingescheideten Transplantatknochens" (Abb. 29).

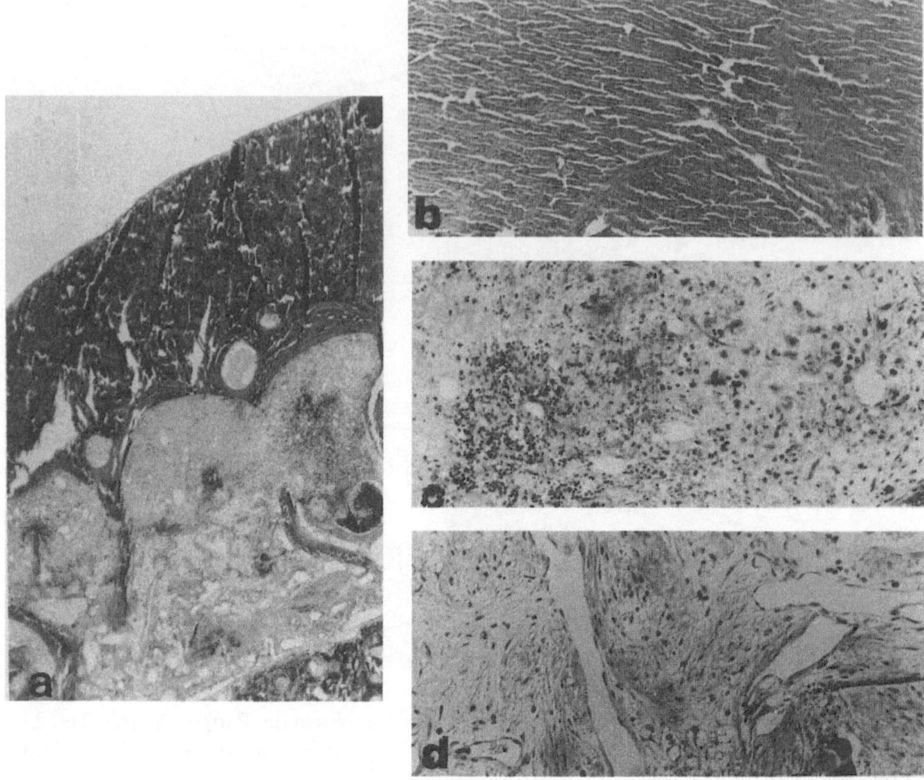

Abb. 25a–d. Rippentransplantat nach 4 Wochen. **a** Übersichtsaufnahme (Vergr. 16 : 1), **b** Kortikalis mit leeren Osteozytenhöhlen (Vergr. 30 : 1), **c** Nekrosezone (Vergr. 30 : 1), **d** Hypervaskularisationszone mit Knochenresorption (Vergr. 30 : 1)

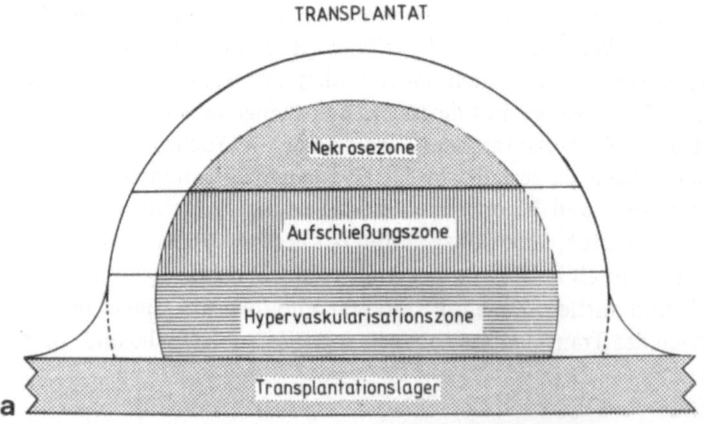

Abb. 26a, b. Schematische Darstellung eines Rippenspans nach 4 Wochen Transplantationszeit. **a** Dreizoneneinteilung, **b** Zell- und Gewebeformen

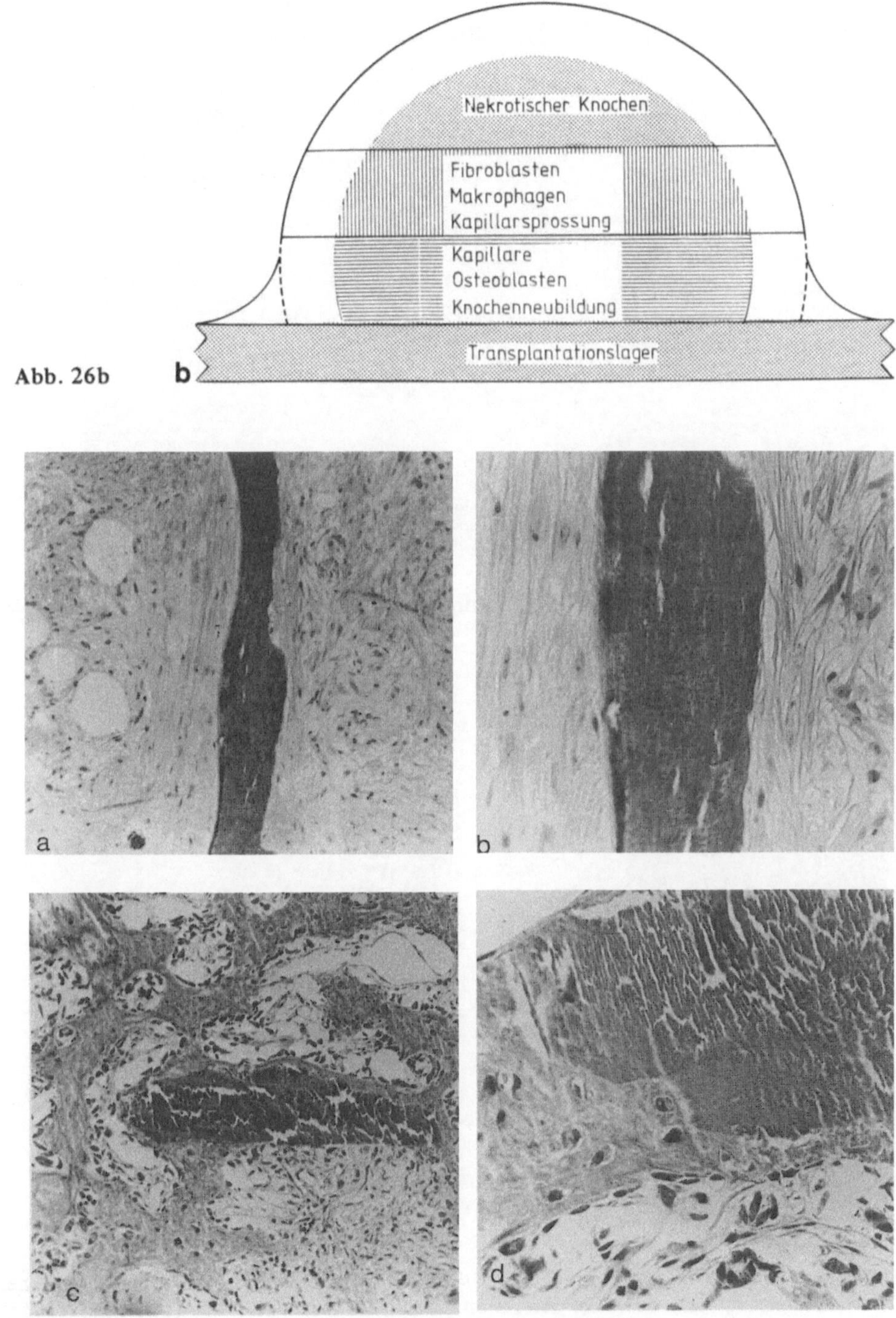

Abb. 27a–d. Aufschließungszone eines kortikospongiösen Spans. **a** Spongiosabälkchen von Mesenchymgewebe umgeben (Vergr. 30:1), **b** dto. (Vergr. 125:1), **c** Knocheneinscheidung eines devitalen Spongiosabälkchens (Vergr. 30:1), **d** dto. (Vergr. 125:1)

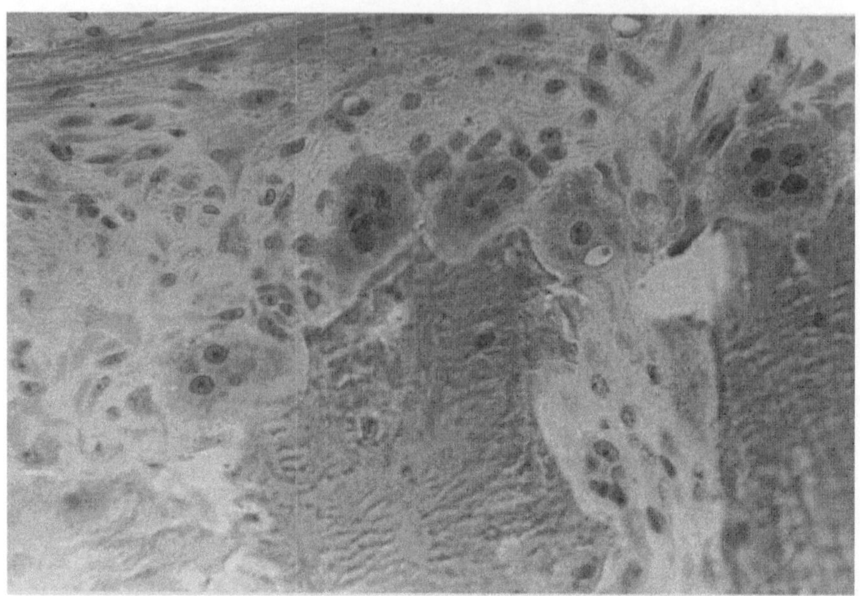

Abb. 28. Osteoklasten in Resorptionslakunen an der Spongiosaoberfläche (Goldner, Vergr. 125:1)

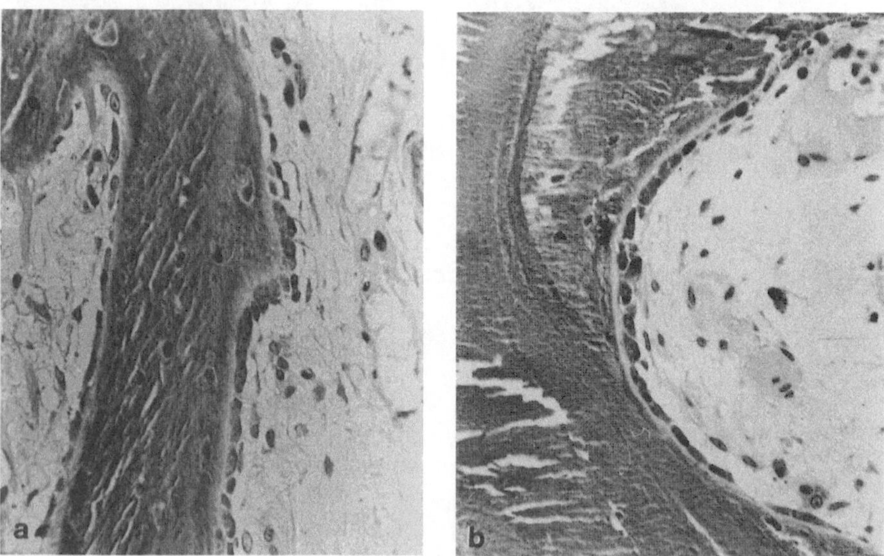

Abb. 29a, b. Osteoblasten auf Osteoidsäumen. **a** Neugebildetes Spongiosabälkchen, **b** Osteoidanlagerung auf devitaler Knochenmatrix des Transplantats (unentkalkt, Methylmetacrylat. Goldner; Vergr. 125:1)

Von kortikospongiösen Transplantaten standen Präparate zur Verfügung, die 4, 6 und 12 Wochen alt waren. Prinzipiell zeigte sich bei allen Präparaten die Dreizoneneinteilung mit dem Unterschied, daß die „Aufschließungsfronten" unterschiedlich weit fortgeschritten waren. So war bei den 4-Wochen-Präparaten die Kortikalis der Rippen- und Beckenspäne noch nicht substituiert. An den 6-Wochen-Präparaten war zum Großteil die Kortikalis durch neuen Knochen bereits ersetzt. Die 12-Wochen-Präparate wiesen kaum noch Originaltransplantatknochen auf.

In den einzelnen Zeitgruppen konnten deutliche Unterschiede im Umbauprozeß der Transplantate von Tier zu Tier gefunden werden. So sah man bei den 6-Wochen-Tieren einerseits teilweise noch breite Aufschließungszonen, andererseits bereits Bildungen von hämotopoetischem Gewebe. Diese individuellen Unterschiede sind nicht zuletzt auf multifaktorielle biologische Bedingungen der Versuchstiere zurückzuführen [18, 38, 63, 138]. Ecke [38] betont, daß unter anderem das Lebensalter der Versuchstiere einen entscheidenden Faktor für die Inkorporation von Knochentransplantaten darstellt. Seitlich an den Transplantaten fand sich regelmäßig ein deutlicher Anbaukallus, der offensichtlich seinen Ausgang vom Transplantatlager nimmt. An der äußeren Kortikalis des Transplantats konnte man bei einigen Hunden diskrete Resorptionsvorgänge erkennen. Eine Knochenneubildung größeren Ausmaßes an der Peripherie des Transplantats fand sich weder bei den periostlos verpflanzten Beckenspänen, noch bei den zum Zeitpunkt der Transplantation periosttragenden Rippentransplantaten. Nur bei einem 6 Wochen im Experiment stehenden Hund war eine mehrschichtige Knochenneubildung auf der Kortikalis des Transplantats zu erkennen.

Verbindungsmodus zwischen Transplantat und Lager:
Die Grenzzone zwischen Transplantat und der Wirtslagerkortikalis war unterschiedlich ausgebildet. In Gebieten mit hohem Druck zwischen Transplantat und Lager fand sich eine Art Kittlinie ohne jegliches Zwischengewebe. Das Transplantat schien mit dem Lagerknochen nahezu lückenlos verbunden zu sein.

In anderen Fällen war es zwischen Transplantat und Lager zu einer „Verzahnung" gekommen. Hier ragten Knochenneubildungszapfen in das Transplantat. In Gebieten mit fehlendem Andruck des Transplantats an die Kortikalis, wie es in den Randpartien der pagodenartig abstehenden Beckenspäne vorkommt, hatte sich zwischen Transplantat und Kortikalis ein Bindegewebesaum ausgebildet.

Ein weiterer Kontaktmodus zwischen Transplantat und Lager kam zur Beobachtung. Es handelt sich hierbei um eine Sonderform der Verbindung, die in einem anderen Zusammenhang noch besprochen wird (s. Kap. 4.4). Hierbei kommt es zu einer „Verzapfung" zwischen Transplantat und dem Wirtsknochen: Erfolgt eine Bohrung durch das Transplantat und durch die Kortikalis bis in den Markraum des Femurs, bildet sich in kurzer Zeit ein endostaler Kalluszapfen vom Markraum des Wirtsknochens bis zur Kortikalis des Transplantats aus. Da sich der Faserknochen auch seitlich in die Spongiosaräume des Transplantats ausbreitet, wirkt der Kallus wie eine Verzapfung zwischen Span und Wirtsknochen. Bei Ausbildung des medullären Faserknochens ist das Transplantat selbst noch im Stadium der Aufschließung (Abb. 30).

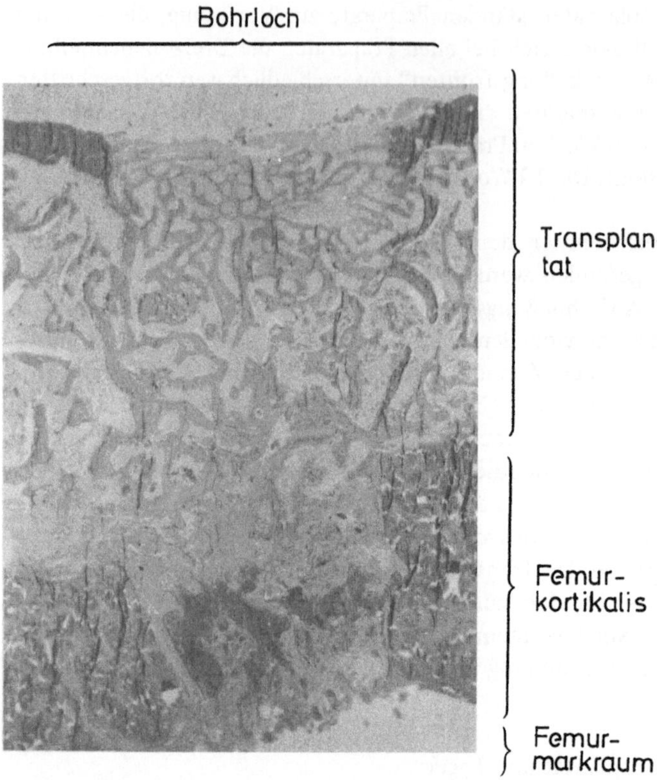

Bohrloch

Transplantat

Femurkortikalis

Femurmarkraum

Abb. 30. Endostaler Kallus „verankert" das Transplantat (Vergr. 25 : 1)

Defektüberbrückende Knochentransplantate:
Die 2. Gruppe von Transplantatabschnitten stellt der defektüberbrückende Rippenspan dar. Sein histologisches Bild unterscheidet sich von dem des kortikalisständigen Spans. Die defektüberbrückenden Rippenspäne stammen von der 2. Versuchsserie und waren 6 Wochen implantiert. Die Transplantationszeit bei den nur histologisch aufgearbeiteten Knochen betrug 12 Wochen. Wie bereits makroskopisch und röntgenologisch erkennbar, waren die Diaphysenräume der Femora mit endostalem Kallus ausgefüllt. Es handelt sich hierbei um zellreichen Faserknochen. Der Faserknochen hatte bereits durch den Kortikalisdefekt das Transplantat erreicht. Es fanden sich nur noch schmale devitale Knochenreste, die von neuem Knochen eingescheidet waren. An den Defekträndern, denen der Rippenspan auf einer Seite meist anlag, hatte sich kräftiger periostaler Anbaukallus gebildet (Abb. 31).

In Abb. 32 sind in Lupenvergrößerung fünf typische Präparate eines defektüberbrückenden Rippenspans dargestellt. Durch die Kossafärbung werden nur die knöchernen Strukturen schwarz abgebildet.

Der Rippenanteil über der distalen Kortikalis (e) hat engen Kontakt zur Lagerkortikalis. Der defektüberbrückende Rippenanteil über dem distalen Defekt (d) hat breiten Anschluß an den endostalen Faserknochen gefunden. Ebenso sind Verbindungen mit periostalem Kallus von den Defekträndern hergestellt worden. Der mittlere kortikalisständige Rippen-

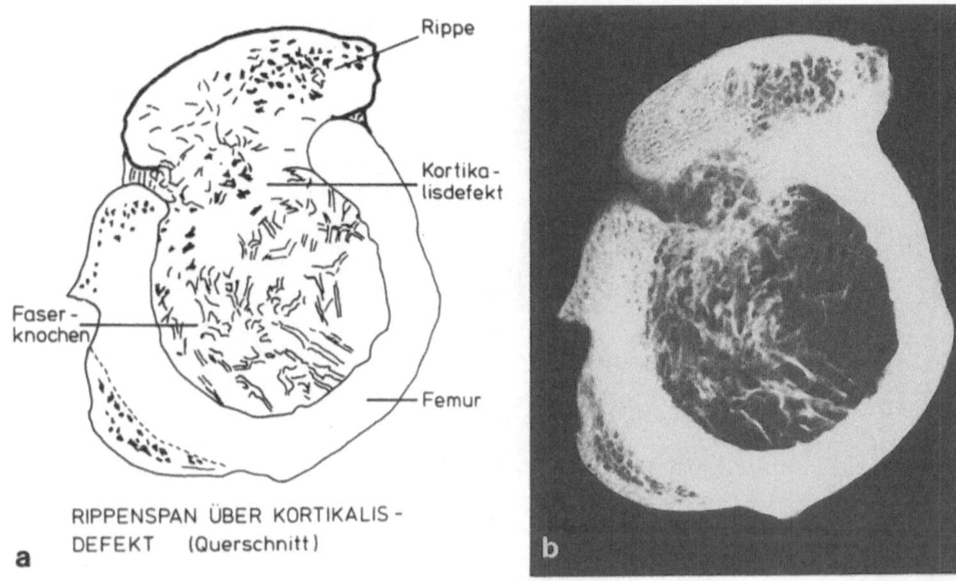

Abb. 31a, b. Defektüberbrückender Rippenspan. **a** Schematische Darstellung, **b** Röntgenaufnahme

anteil (c) ist fest, breitflächig knöchern mit dem Lager verwachsen. Der Rippenspan über dem proximalen Defekt (b) weist ebenfalls einen lückenlosen Kontakt zum endostalen Faserknochen auf. Der Rippenanteil über der proximalen Kortikalis (a) steht als Beispiel für fehlenden Kontakt zum Wirtslager bei geringem Andruck des Transplantats auf seiner Unterlage. Zwischen Kortikalis und dem spongiösen Anteil des Transplantats hat sich ein Hohlraum gebildet, der mit Bindegewebe ausgefüllt ist. Lediglich am rechten Rand hat sich ein schmaler knöcherner Kontakt gebildet.

3.4.2 Fluoreszenzmikroskopie

Die Versuchstiere wurden nach 14 Tagen mit Tetrazyclin markiert. Es sollte zu diesem Zeitpunkt die Knochenneubildung festgehalten werden. Die 3 folgenden Abbildungen sind aus Einzelaufnahmen eines defektüberbrückenden Rippenpräparats zusammengestellt worden; Abb. 33 ist als Nativpräparat aufgenommen.

Die Abb. 34 stellt das Präparat in Goldner-Färbung dar. Zwischen dem defektüberbrückenden Rippenspan und dem Wirtslager ist es zu dem innigen Kallus gekommen. Es war nun von Interesse, zu bestimmen, zu welchem Zeitpunkt der Faserknochen in das Transplantat eingewachsen war.

In Abb. 35 ist dasselbe Präparat in Fluoreszenztechnik dargestellt.

Ins Auge springt die intensive Anfärbung des periostalen Kalluskeils, der sich am rechten Defektrand ausgebildet hat. Darüber gleitet ein nicht angefärbter Gewebekeil, der lichtmikroskopisch ebenfalls aus neu gebildetem Faserknochen besteht. Er muß jedoch zu einem späteren Zeitpunkt als nach 14 Tagen entstanden sein.

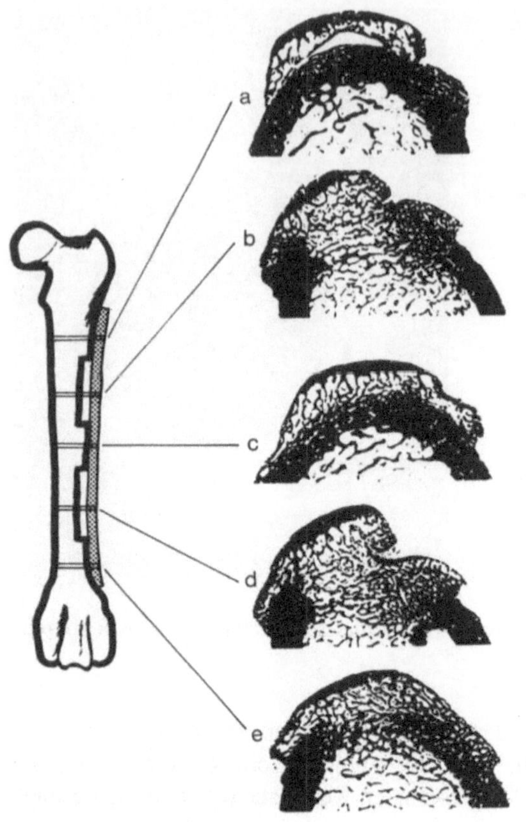

Abb. 32a—e. Lupenvergrößerung von Rippenspänen, **a** auf proximaler Kortikalis, **b** über proximalem Defekt, **c** auf mittlerer Kortikalis, **d** über distalem Defekt, **e** auf distaler Kortikalis. (Kossafärbung)

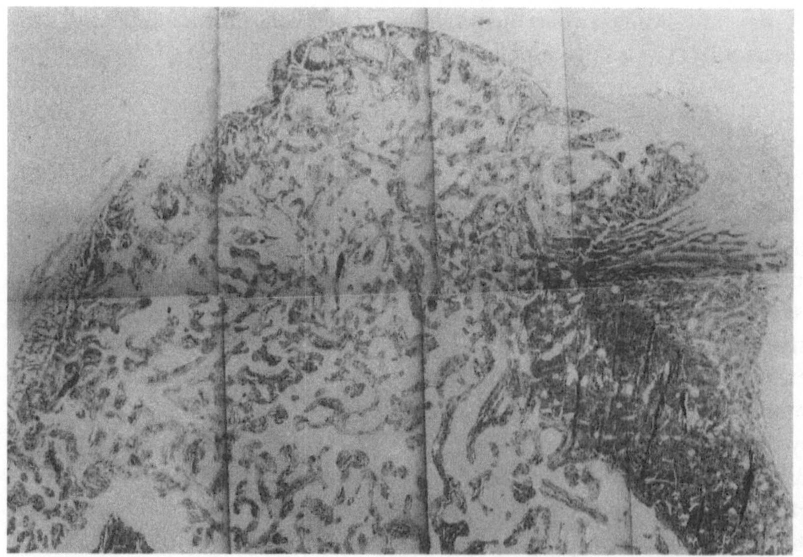

Abb. 33. Ungefärbtes Präparat eines defektüberbrückenden Rippenspans

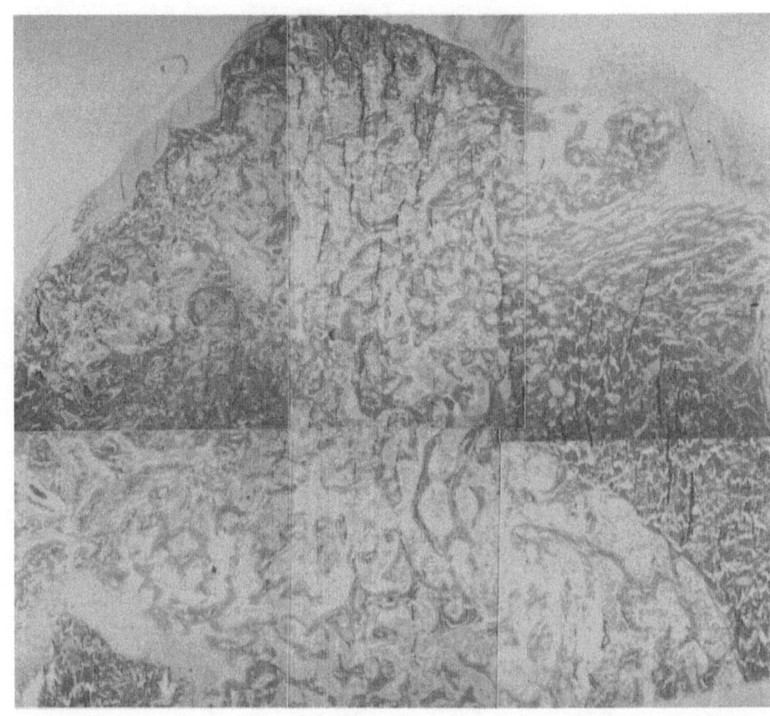

Abb. 34. Präparat eines defektüberbrückenden Rippenspans (Goldner-Färbung)

Überraschenderweise finden sich Tetrazyclineinlagerungen bis an die Kortikalis des fast vollständig substituierten Rippenspans. Der Rest des Rippenspans weist kaum Tetrazyclineinlagerungen auf. Im Gegensatz zur Femurkortikalis, die in ihren Havers-Systemen Tetrazyclinsäume als Ausdruck der Knochenneubildung aufweist.

Mit der Tetrazyclinmarkierung läßt sich nachweisen, daß bereits nach 14 Tagen Knochenneu- bzw. Knochenumbildungen bis in die peripheren Transplantatanteile stattgefunden haben.

3.4.3 Polarisationsmikroskopie

Die Technik der Polarisation wurde zur Identifizierung von Mikrosphären im Gewebe angewandt. In Abb. 36 ist das Mikrosphär in neu gebildeten Faserknochen ohne zelluläre Reaktion eingemauert. Die Wandung der vom Mikrosphär embolisierten Kapillare ist nicht zu erwarten, da durch den unterbrochenen Blutfluß die Kapillarwandung rasch zugrunde geht und nicht mehr nachweisbar ist.

Die Zahl der Mikrosphären pro Präparat schwankt, liegt jedoch durchschnittlich bei 3–4 Mikrosphären pro Blickfeld.

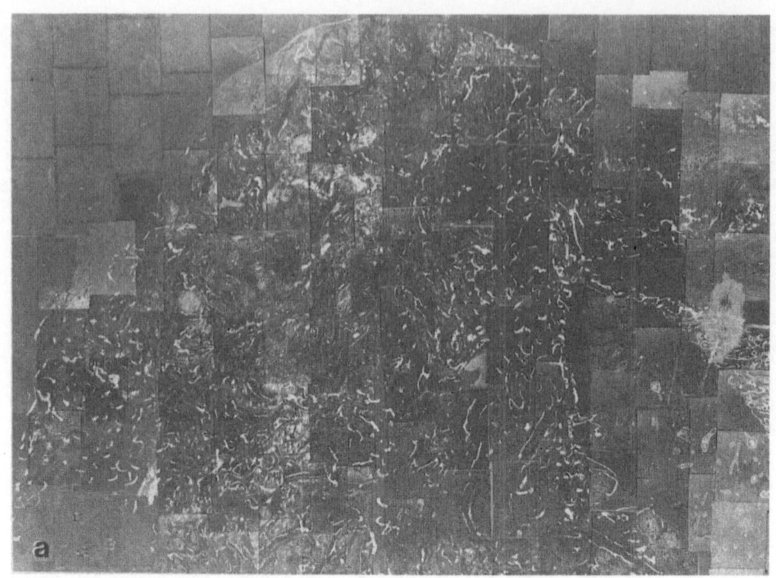

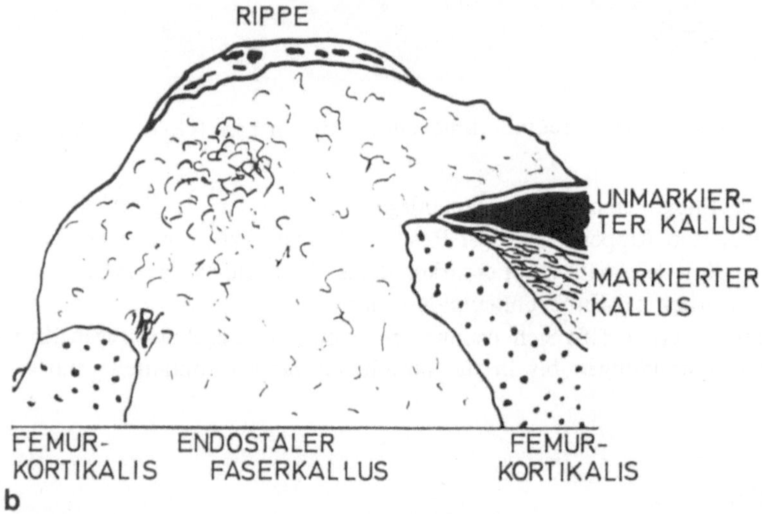

Abb. 35a, b. Präparat eines defektüberbrückenden Rippenspans. **a** Aufnahme in Fluoreszenztechnik, **b** schematische Darstellung des Präparats (Abb. 33–35a)

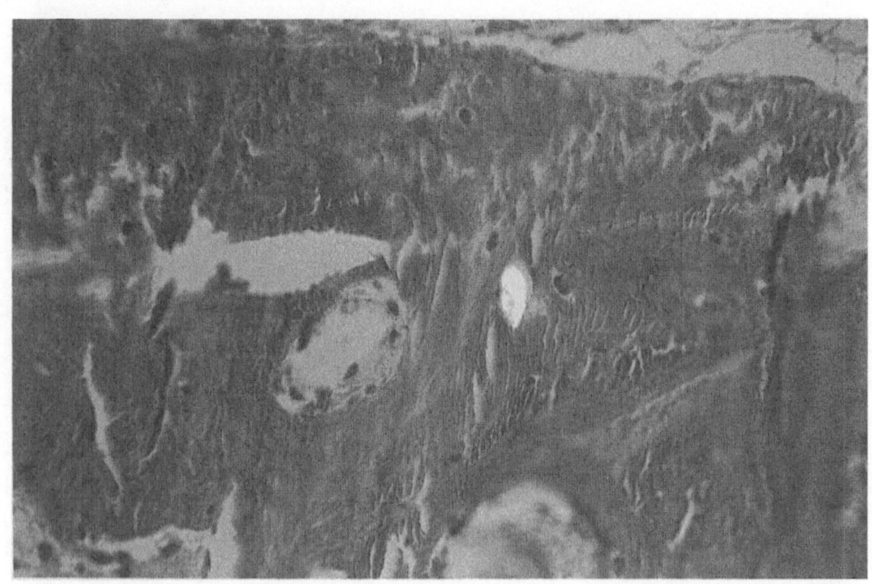

Abb. 36. Mikrosphär in polarisiertem Licht (Vergr. 25 : 1)

Der endostale Kallus und die Transplantate sind als Ausdruck der Durchblutung grün angefärbt. Die Röntgenaufnahmen zeigen den innigen Kontakt der Transplantate mit dem Lager. Histomorphologisch läßt sich nach 4 Wochen im Rippentransplantat eine Dreizoneneinteilung erkennen: Hypervaskularisation — Aufschließung — Nekrosezone. Resorptions- und Knochenanbauaktivitäten im Transplantat verlaufen parallel. Der defektüberbrückende Rippenspan wird über das medulläre mesenchymale Gewebe, das über eine höhere ersetzende Potenz verfügt als das Lagerperiost, substitutiert. Mit der Fluoreszenzmikroskopie läßt sich die rasche Umwandlung des Transplantats nachweisen. Das Transplantatperiost scheint keinen fördernden Einfluß auf die Inkorporation des Knochenspans zu haben. Die Mikrosphären lassen sich mit der Polarisationsmikroskopie nachweisen.

4 Diskussion

4.1 Eigene Ergebnisse im Licht der Transplantationslehre

Der heutige Stand der Transplantationslehre stützt sich auf die Osteoblasten- und Metaplasie-lehre von Ollier [134], Heine [73], Barth [6], Lexer [112–115] und G. Axhausen [3]. In den 50er Jahren beschrieb W. Axhausen [5] die mögliche Synthese beider Transplantations-lehren.

Ecke [37–39] konnte durch seine tierexperimentellen Untersuchungen mit der Millipor-Diffusions-Kammer erstmalig eine beweisende Klärung in der anhaltenden Diskussion um die konträren Transplantationslehren herbeiführen. Durch seine Versuchsanordnung war es möglich, die Leistung des Wirtslagers von der Eigenleistung des Spans exakt abzugrenzen. Die Versuche sind der Nachweis eines induktiven Einflußes homologer Wachstumsfugen-zellen auf die Osteogenese im Lager des Wirts. Die Experimente stützen die Induktionslehre der Knochenneubildung. Sie beweisen aber auch das Überleben spezifischer Knochenzellen und damit die Richtigkeit der Osteoblastenlehre. So konnte Ecke mit seinem Untersu-chungsverfahren nachweisen, daß sich der Organismus beider Möglichkeiten bedienen kann, und daß damit alle Untersucher Recht hatten. Die Wahrheit ist also nicht in der Alternative, sondern in der Synthese beider Theorien zu suchen.

Schweiberer et al. [176–179] und Eitel et al. [44–47] formulieren später die Einhei-lungsvorgänge eines Knochentransplantats als ein 2phasiges Geschehen.

In der 1. Phase der Transplantation, die einige Stunden andauert, bilden überlebende Osteoblasten und Präosteoblasten eine Grundsubstanz, die zu einer primären Verbindung des Transplantats mit dem Wirtslager führt. Durch die Diffusion als Ernährungsbrücke werden die transplantierten Zellen am Leben erhalten [203, 207]. Das osteoblastische Keimgewebe ist gerade in der Frühphase der Transplantation für die 1. Kontaktaufnahme zum Transplantatlager außerordentlich wichtig.

Wie Ecke [37, 39] mit der Diffusionskammer, konnte Schramm [173] mit der Tetra-zyclindoppelmarkierung nachweisen, daß Zellen auf der Transplantatoberfläche überleben. Ebenso weisen Ray u. Sabet [149] mit thymidinmarkierten Transplantaten das Überleben von Osteoblasten nach. Diese inititiale, osteoblastäre Phase entspricht inhaltlich der Osteo-blastenlehre von Ollier [134]. Krompecher [100], der ebenfalls ein 2phasiges Transplantat-geschehen annimmt, nennt die 1. Phase die angiogene Osteogenese. Die Osteoblasten stammen nach seiner Ansicht aus der Kambiumschicht der endostalen und periostalen Knochenhaut.

Die 2. Phase der Transplantateinheilung beruht auf einer Induktion von eingewanderten, unspezifischen Mesenchymzellen. Diese ubiquitär vorkommenden mesenchymalen Zellen werden unter Einwirkung von Induktionsfaktoren, wie dem knochenbildenden Protein [195], zur Knochenmatrixbildung befähigt. Bier [14] nannte die auslösenden Faktoren Nekrohormone; Levander [111] nahm sog. K-Faktoren als Induktoren an. Die Vorläufer-zellen der Osteoblasten werden als induzierbare osteogene Vorläuferzellen aufgefaßt [54,

136]. Sie stellen die Ausgangszellen für reparative Prozesse, wie bei der Frakturheilung und der Transplantatsubstitution, dar [54, 174]. Die Umwandlung der Vorläuferzellen von Osteoblasten über Präosteoblasten zum reifen matrixproduzierenden Osteoblast erfolgt in wenigen Stunden. Die „Einmauerung" von Osteoblasten in neugebildete Knochenmatrix und damit ihre Umwandlung in Osteozyten benötigt etwa den Zeitraum von 3 Tagen [196].

Das mesenchymale Gewebe aus dem Wirtslager errreicht durch Gefäßeinsprossung das Transplantat. Die 2. Phase entspricht der Metaplasielehre von Lexer [115].

Aufgrund der Experimentalanordnung der vorliegenden Arbeit kann über die 1. Einheilungsphase keine Aussage getroffen werden. Es wird daher der geschilderte Kenntnisstand als gegeben vorausgesetzt [38, 45, 174, 177, 207].

Erst zu Vorgängen in der 2. Transplantationsphase (2.–12. Woche) konnten Ergebnisse erarbeitet werden.

4.2 Die Tracer-Mikrosphären-Methode als gesichertes Meßverfahren der Knochendurchblutung

Mit der TM-Methode konnten erstmalig die Durchblutungsdynamik autologer, kortikospongiöser Knochenspäne innerhalb einer Transplantationszeit von 4–12 Wochen ermittelt werden. Die Durchblutungsmessung mit der TM-Methode hat sich als gesicherte und gegenüber anderen Durchblutungsmessungen überlegene Methode bewiesen. Sie konnte in Übereinstimmung mit Literaturangaben [64, 68, 82, 102, 108, 127, 163, 169, 200, 208] als aussagekräftige Methode auch am Knochengewebe bestätigt werden.

4.3 Das Durchblutungsverhalten von kortikospongiösen Becken- und Rippentransplantaten

Die mit der TM-Methode ermittelten Flowwerte des kortikospongiösen Beckenspans und des kortikospongiösen Rippenspans im ersatzstarken Transplantatlager sind annähernd identisch. Zu betonen ist der Anstieg der Durchblutung der transplantierten Späne auf den präoperativen Ausgangswert bereits nach 14 Tagen. Nach 4 Wochen Transplantationszeit übersteigen sowohl die Becken- als auch die Rippenspäne ihre präoperativen Ausgangswert um etwa 10%. Da die Durchblutung eines Transplantats unlösbar mit seiner biologischen Wertigkeit gekoppelt ist, können kortikospongiöse Beckenspäne und kortikospongiöse Rippenspäne als gleichwertige Transplantate angesehen werden. Vergleiche der Transplantatdurchblutung mit anderen Autoren können nicht angestellt werden, da vergleichbare Messungen bisher noch nicht durchgeführt wurden.

4.4 Korrelation zwischen Durchblutungswerten und der Histomorphologie bei kortikalisständigen und defektüberbrückenden Knochentransplantaten

Die 2. Transplantatgruppe umfaßt langdimensionierte Rippenspäne. Es konnten die Rippenanteile, die der Kortikalis auflagen, mit den Spannateilen verglichen werden, die über einen Kortikalisdefekt des Wirtslagers verliefen. Die kortikalisständigen Durchblutungsmuster, wie das der Rippen- und Beckenspäne auf intakter Kortikalis. Überraschenderweise fanden sich auch in den defektüberbrückenden Rippen Durchblutungswerte von 10 ml pro 100 g pro min nach 14 Tagen und 20 ml pro 100 g pro min nach 6 Wochen. Somit lagen die Durchblutungswerte beider Rippenanteile in annähernd gleicher Höhe. Für den defekt-überbrückenden Rippenspan waren eher niedrigere Durchblutungswerte zu erwarten, da ihm das Periost als Unterlage fehlt, das als Ausgangsort für das ersetzende Gewebe im Transplantat gilt. Es stellte sich die Frage, auf welche Art der frei schwebende Span ohne Periostkontakt eine gleich gute Durchblutung erfährt wie der periostständige.

Hierbei erwiesen sich die parallel durchgeführten histologischen Untersuchungen als aufschlußreich. Methodisch ist es vorteilhaft, die histologischen Erscheinungsbilder in 2 Gruppen zusammenzufassen. Die 1. Gruppe stellen die kortikospongiösen Rippen- und Beckenspäne der 1. Versuchsserie und die kortikalisständigen Rippenanteile der 2. Versuchsserie dar. Die 2. Gruppe umfaßt die defektüberbrückenden Rippenspäne, da sie einem anderen Einheilungsmodus folgen.

Die kortikalisständigen Knochenspäne ließen nach 4 Wochen Transplantatzeit eine Dreizoneneinteilung erkennen. Das Transplantat selbst wies in allen Fällen eine Total-nekrose auf. Der transplantierte Knochen war devital. Dies bestätigt die Ansicht der Meta-plasielehre, die kein Überleben von Transplantatelementen annimmt. Trotz der Trans-plantatnekrose konnten wir ansteigende Durchblutungswerte bestimmen. Dies ist auf das gut vaskularisierte, einsprießende Granulationsgewebe zurückzuführen, das sich histologisch als die hypervaskularisierte, basale Zone im Transplantat nachweisen läßt. In de 6 und 12 Wochen alten Transplantaten, in denen die Dreizoneneinteilung noch zu erkennen war, jedoch in einem weiter fortgeschrittenen Stadium, fand sich histologisch gut durchblutetes Substitutionsgewebe, sei es als Granulationsgewebe, sei es bereits neu gebildetes hämato-poetisches Gewebe.

Im strengen Sinne kann nicht von einer Durchblutungsmessung der Transplantate ge-sprochen werden. Vielmehr ist es die Durchblutung des ersetzenden Gewebes, das gemessen wird. Das Transplantat selbst ist nicht durchblutet [6, 128]. Die von Graf [61] gefundenen „Kissing-Anastomosen" zwischen Lagergefäßen und Transplantatgefäßen, durch die ein Überleben des Transplantats möglich sein soll, konnten wir histologisch nicht finden [29, 30, 138].

In der 2. Transplantatgruppe, der defektüberbrückenden, bot sich hostologisch nach 6 Wochen ein gänzlich anderes histologisches Bild. Eine Dreizoneneinteilung, wie bei den kortikalisständigen Transplantaten fand sich nicht. Der kortikospongiöse Rippenspan hatte einen breitflächigen Kontakt zum endostalen Faserknochen, der sich aus dem Markraum des Femurs durch den Kortikalisdefekt hindurch in das Transplantat entwickelt hatte. Vom Transplantat selbst fanden sich meist nur noch periphere schmale Kortikaliszonen, die noch nicht substituiert waren. In einigen Fällen waren bereits hämatopoetische Blut-bildungsstätten mit Megakariozyten aufgebaut. Dieses histologische Bild korreliert mit den hohen Durchblutungswerten, die wir für die defektüberbrückenden Späne fanden. Sie Ausgangszellen des ersetzenden Gewebes entstammen inaktiven Oberflächenzellen des Wirtsknochens. Sie bilden einen pseudoepithelialen Belag und kleiden alle endostalen Hohl-räume aus [166, 174]. Die Mesenchymzellen repräsentieren inaktivierte Osteoblasten oder determinierte Osteoprogenitorzellen [174]. Das ersatzfähige Gewebe, das sich aus dem Medullärraum des Wirtsknochens bildet, hat durch den Kortikalisdefekt raschen Anschluß an das Transplantat gefunden und dieses substituiert. Diesen physiologischen Hergang konnten wir in einem ähnlichen Vorgang beobachten. Legt man eine durchgehende Bohrung

durch das Transplantat und die Wirtskortikalis, bildet sich aus dem Markraum des Wirtsknochens ein Faserknochenzapfen, der bis zur Transplantatkortikalis vordringt. Der Faserknochen breitet sich über die Bohrung hinaus in die Spongiosaräume des Transplantats
aus, so daß es zu einer frühzeitigen Verankerung des Transplantats mit dem Wirtsknochen
kommt. Die übrigen Regionen des Transplantats weisen noch frühe Phasen der Substitution
auf. Die Schaffung dieser künstlichen „Volkmann-Kanäle" können dem potenten, medullären Faserknochen raschen Zugang zu einem Transplantat ermöglichen.

Durch die mikroangiographischen Untersuchungen von Schweiberer et al. [45, 175–
177] finden die histologischen Befunde eine Bestätigung. Nach Schweiberer et al. folgt
das Substitutionsgewebe einsprießenden Gefäßen. Branemark [15], Brookes [18] und
Klümper [99] haben die Anordnung der Gefäßsysteme im Röhrenknochen dargestellt.

In der Abb. 37a, b gehen von den zentral verlaufenden medullären Gefäßen Äste ab,
die in radiärer Anordnung die Kortikalis ernähren (1, 2). Wird ein Kortikalisdefekt gesetzt
und mit einem Transplantat überbrückt, finden diese radiären Gefäße den raschen Anschluß
an das Transplantat. Schweiberer et al. [178] konnten diesen rasch erfolgten Gefäßverlauf
zum Transplantat mikroangiographisch nachweisen. Eine ähnlich schnelle Gefäßinvasion
konnte Rubaschewa u. Priwes [157], Rhinelander [151] und Stringa [186] mikroangiographisch darstellen.

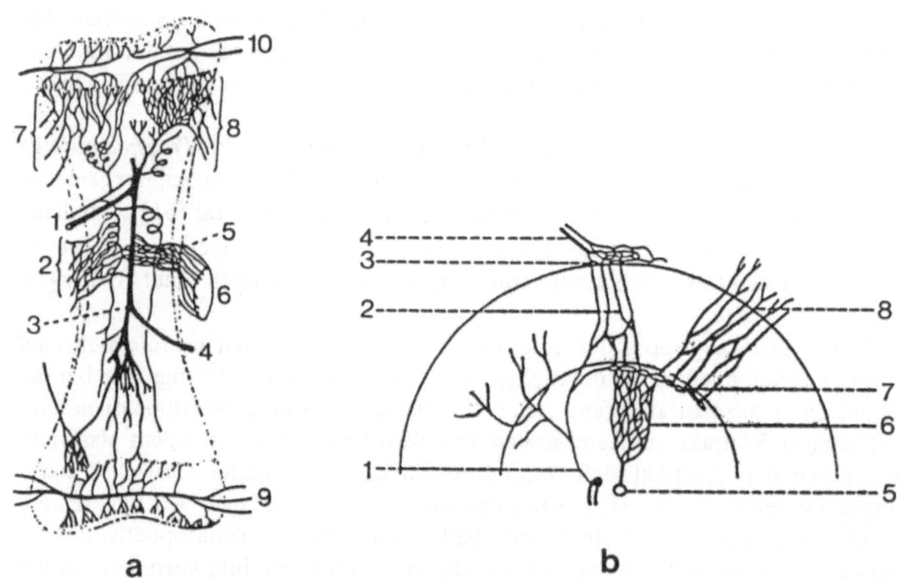

Abb. 37a, b. Gefäßversorgung eines Röhrenknochens. (Nach Klümper [99]). **a** Längsschnitt;
A. u. V. nutricia (1), Kapillaren in der Kompakta und im Periost (2), zentrale medulläre
Vene (3), diaphysäre Vene (4), medulläre Sinusoide (5), interfaszikuläre Venen und Kapillaren im Muskel (6), metaphysäre Arterien und Anastomosen mit Ästen der A. nutricia (7),
venöse Sinusoide und metaphysäre Venen (8), epiphysäre Venen (9), epiphysäre Arterien
mit subchondraler Mikrozirkulation (10). **b** Querschnitt; medulärer Zweig der A. nutricia
(1), Kapillaren in der Kompakta (2), periostale Kapillaren (3), periostale Arteriole und
Vene (4), zentrale medulläre Vene (5), medulläre Sinusoide (6), endostaler Sinus (7),
interfaszikuläre Venen (8)

Wenngleich die Mikroangiographie Hinweise auf eine Ernährung der Transplantate gibt, sind Gefäßdarstellungen im Transplantat für die stoffwechselwirksame Durchblutung nicht beweisend. Bereits Lexer kommt zu der Ansicht: „Durch Gefäßinjektionen könnte man zur Annahme verführt werden, an eine lebende Einheilung zu glauben" [115]. Die Durchblutung hingegen, die mit der TM-Methode gemesen wird, erfaßt die stoffwechselwirksame Blutdurchströmung eines Gewebes, da sie in der Endstombahn des Gefäßnetzes angreift.

4.5 Funktionelle Bedeutung des Transplantat- und Lagerperiost

Die Diskussion um die Bedeutung des Periosts bei Knochenverpflanzung ist untrennbar mit dem Gesamtproblem der Knochentransplantation verbunden. In der Literatur steht der uneingeschränkte osteogenetischen Potenz des Transplantatperiosts [21, 22, 115, 122, 134] die Ablehnung einer Bedeutung der Knochenhaut [6, 135, 138] gegenüber.

Oberdahlhoff [135] stellt überzeugend dar, daß die ersten Knochenkontakte auf der spongiösen Seite und somit auf der periostfreien Seite zwischen Transplantat und dem ossären Bett auftreten. Peer [138] weist ebenfalls auf eine Bedeutungslosigkeit des Periosts für das Überleben des Transplantats hin. Die bereits von Lexer [112] betonte Bedeutung des Periosts für das Überleben eines Knochentransplantats wurde bei experimentellen Arbeiten gefunden, bei denen das Knochentransplantat nicht auf ein knöchernes Lager, sondern in Weichteile transplantiert wurde [70]. In dieser Konstellation ist das Periost sehr wohl in der Lage, in Verbindung mit zugrundegehender Knochensubstanz bei jugendlichen Tieren osteogenetisch wirksam zu werden.

Es spielt eine entscheidende Rolle, ob experimentelle Untersuchungen an jungen oder an ausgereiften Tieren durchgeführt werden. Bereits Ollier [134] legte in seinen Arbeiten dar, daß das transplantierte Periost nur bei jugendlichen, aber nicht bei reifen Individuen Knochenneubildung zustande bringen kann. Ergebnisse, die aus transplantierten embryonalen Knochengeweben oder aus wachsenden Knochenabschnitten gewonnen werden, sind aufgrund der wesentlich höheren Pluripotenz der Zellen nicht unbedenklich auf die Vorgänge am ausgereiften Knochentransplantat zu übertragen [38, 72, 149]. Bei der Beurteilung der Periostfunktion am Transplantat kommt es darauf an, ob das Knochentransplantat in einem ossären Bett fixiert oder ob das Transplantat heterotop in Weichteile eingebracht wird [62, 110, 139].

Um die Funktion des Transplantatperiosts bei unseren Experimenten zu überprüfen, verpflanzten wir in der 1. Serie periosttragende kortikospongiöse Beckenspäne und auf denselben Femur periostlose kortikospongiöse Rippenspäne. Nach 4 Wochen Transplantationszeit unterschieden sich histologisch die Kortikalisrandzonen der Becken- und Rippenspäne nicht voneinander. Eine wesentliche Knochenneubildung hat von der Periostseite nicht stattgefunden. Nur in 1 Fall beobachteten wir an einer periostlosen Rippe eine kräftige Knochenneubildung.

Die gesamte Knochenneu- bzw. Knochenumbildung ging von dem Wirtslager aus. Wir können aus unseren Beobachtungen schließen, daß das übertragene Periost auf die Knochenneubildung keinen ausschlaggebenden Einfluß hat [101, 148]. Die Transplantatsubstitution erfolgte ausschließlich vom Lager aus (Abb. 38).

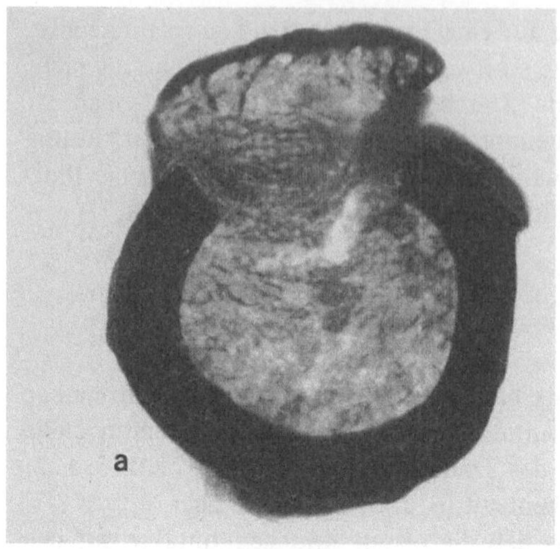
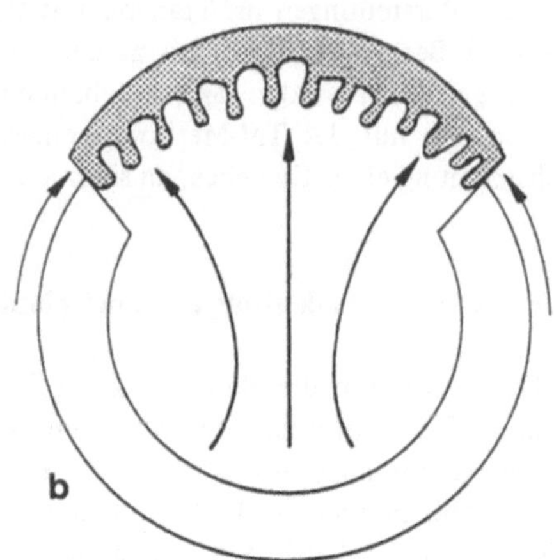

Abb. 38a, b. Defektüberbrückender Rippenspan. **a** Röntgenaufnahme, **b** schematische Darstellung

4.6 Basisdurchblutung nicht operierter Knochen

Ergänzend wurde die Basisdurchblutung nicht operierter Skelettabschnitte vor und während der Transplantatzeit bestimmt.

Ein Phänomen, das bereits bei vorausgegangenen Versuchen beobachtet wurde [104], ließ sich bestätigen. Die Durchblutung der korrespondierenden Knochen auf der nicht operierten Seite stieg im Laufe der postoperativen Phase ebenfalls an. Ebenso stieg die Durchblutung unpaarer Knochen im Verlauf der postoperativen Zeit an.

Der besonders hohe Durchblutungsanstieg der Brustwirbelkörper auf 70 ml in der 4. Woche ist auf die außerordentlich gute arterielle Blutversorgung durch die Aa. intercostales zurückzuführen. Je 2 Interkostalarterien umgreifen den Brustwirbelkörper und geben zahlreiche, radiär verlaufende, nutritive Äste in den spongiösen Korpus ab. Die gute arterielle Versorgung der Brustwirbelkörper ist wegen ihrer permanenten statischen und dynamischen Belastung erforderlich, sei es in Ruhe oder Bewegung.

Wie bereits aus früheren Untersuchungsreihen bekannt ist [103, 105], nimmt die Durchblutung der Extremitätenknochen von proximal nach distal ab. Dies gilt sowohl für die untere als auch für die obere Extremität. Das Spongiosagewebe aus dem proximalen oder distalen Epiphysenbereich reagiert bei nicht operierten Knochen ebenfalls mit einem postoperativen Durchblutungsanstieg. Die Kortikalis hingegen vermehrt ihre Durchblutung während der Beobachtungszeit nicht. Es muß ein Steuermechanismus, sei er nerval oder humoral, angenommen werden [35, 36, 100], der auf Spongiosa- und Kompaktagewebe unterschiedlich einwirkt.

Der Rippenspan ist als autologes Transplantat dem kortikospongiösen Beckenspan hinsichtlich seiner biologischen Wertigkeit ebenbürtig. Seine Anwendung ist bei entsprechend langstreckigen Knochendefekten indiziert und kann durch andere Transplantate nicht gleichwertig ersetzt werden. Um einen raschen Anschluß des Transplantats an das Wirtslager zu erreichen, können Bohrungen (2-mm-Durchmesser) durch Transplantat und Kortikalis gesetzt werden. Durch den eröffneten Markraum gelangt rasch wachsender, endostaler Kallus in das Transplantat und führt zu seiner Verankerung.

Zahlreiche klinisch angewandte Fälle dokumentieren und beweisen die Verwertbarkeit der kortikospongiösen Rippenspäne in der Klinik [13, 16, 17], wenngleich andere Techniken der Verpflanzung angewandt wurden.

Der mikrovaskuläre Anschluß von kortikospongiösen Knochenspänen ist mehrfach experimentell erprobt worden [10, 11, 172, 199, 209]. Die bisher vorliegenden Mitteilungen weisen ermutigende Ergebnisse auf. Der klinische Einsatz stößt jedoch noch auf physiologische und technische Schwierigkeiten, so daß die freie Knochenverpflanzung z.Z. noch die erfolgreichste knochenersetzende Operation darstellt.

5 Zusammenfassung

Die wissenschaftliche Erforschung der Knochentransplantation beginnt Mitte des vorigen Jahrhunderts mit der Osteoblastenlehre von Ollier und der ihr gegenüberstehenden Metaplasielehre von Barth. Die erste Anschauung geht davon aus, daß Transplantatzellen die Verpflanzung überleben und Knochengewebe bilden können. Die Metaplasielehre dagegen nimmt an, daß das gesamte Transplantat zugrunde geht und nur als Leitschiene und Induktor für das lagerständige Keimgewebe dient.

Die Klärung beider Ansichten konnte mit der Millipor-Diffusions-Kammer herbeigeführt werden. So konnte bewiesen werden, daß beide biologischen Prinzipien bei der Knochentransplantation zum Tragen kommen. Das Ziel der vorliegenden Arbeit ist der Vergleich der Durchblutungsdynamik mit der Histomorphologie von autologen kortikospongiösen Becken- und Rippenspänen.

Die Durchblutungsmessung der Rippen- und Beckenspäne in der 1. Versuchsgruppe zeigte, daß der kortikospongiöse Beckenspan nach 14 Tagen Transplantationszeit seine Ausgangsdurchblutung wieder erreicht hat und sie nach weiteren 2 Wochen um das Doppelte übersteigt. Der belassene Beckenkamm erhöht im gleichen Zeitraum seine Durchblutung um mehr als das Doppelte. Das gleiche Durchblutungsmuster findet man bei den Rippenspänen. Sie sind nur geringfügig weniger durchblutet als die Beckenspäne.

Die als Wirtslager dienende Femurkortikalis weist eine bessere Durchblutung auf, als die des gegenseitigen Femurs.

Die Ergebnisse der 2. Versuchsgruppe ergeben, daß der langdimensionierte Rippenspan 14 Tage nach der Transplantation die Hälfte seiner Ausgangsdurchblutung erreicht hat. Nach 6 Wochen ist die Durchblutung auf die Höhe des Ausgangswerts angestiegen. Die defektüberbrückenden Rippenanteile liegen über der Durchblutung der kortikalisständigen Rippenabschnitte. Die Basisdurchblutung der nicht operierten Extremitätenknochen nehmen von proximal nach distal ab.

Die Durchblutung der Humeruskortikalis verhält sich reziprok zu der seiner Spongiosa. Die Durchblutung der Wirbelkörper ist hoch und steigt postoperativ auf das 3fach an, was auf die außerordentlich gute arterielle Blutversorgung zurückzuführen ist.

Prinzipiell weisen die nicht operierten Knochen eine Steigerung der Durchblutung in der postoperativen Phase auf. Hierfür ist eine humorale oder nervale Steuerung anzunehmen.

Histomorphologisch läßt sich nach 4 Wochen im Rippentransplantat eine Drei-Zoneneinteilung erkennen: Hypervaskularisation – Aufschließung – Nekrosezone. Resorptions- und Knochenanbauaktivitäten im Transplantat verlaufen parallel. Der defektüberbrückende Rippenspan wird über das medulläre mesenchymale Gewebe ersetzt. Mit der Tetrazylinmarkierung läßt sich die rasche Substitution des autologen Transplantats, und zwar bereits nach 14 Tagen, nachweisen. Die gemessenen ansteigenden Durchblutungswerte gehen auf das gut durchblutete Granulationsgewebe, das vom Transplantatlager aus in das Transplantat einwächst und es umwandelt, zurück. Besonders aus der basalen Hypervaskularisationszone im Transplantat resultieren die hohen Durchblutungswerte.

Bei den defektüberbrückenden Rippenspänen erweisen sich die kortikalisständigen und die freischwebenden Spananteile als annähernd gleich gut durchblutet. Der schnelle Anschluß an die Durchblutung erfolgt durch das rasch einsprießende endostale Granulations- und Kallusgewebe, das bereits nach 14 Tagen bis zur Peripherie des Transplantats Knochenneubildung erzeugt hat. Dies konnte durch die monochrome Sequenzmarkierung mit Tatrazyclin nachgewiesen werden. Die frühzeitige Durchblutung von Transplantaten durch Kortikalisdefekte findet Nachweis in den mikroangiographischen Befunden anderer Autoren.

Der kortikospongiöse Rippenspan erweist sich im Vergleich zum Beckenspan als gleich gut durchblutet und von gleich großer biologischer Wertigkeit. Im Gegensatz zum kurzdimensionierten Beckenspan findet der Rippenspan seine Indikation in langstreckigen Knochendefekten, die durch Hochrasanzunfälle und durch ausgedehnte Tumorresektionen in der Klinik immer häufiger werden. Es konnte in der vorliegenden Arbeit experimentell die bereits in der Klinik erfolgreich angewendeten Rippentransplantationen bestätigt werden.

Als Beitrag zur Physiologie der autologen Knochentransplantation werden tierexperimentelle Langzeitversuche von 4−12 Wochen durchgeführt. Die Untersuchungen stützen sich auf die Durchblutungsmessung mit der TM-Methode und auf die histomorphologische Untersuchung. Parallel hierzu wurden die kortikospongiösen Knochentransplantate mit der Intravitalfärbung, mit der monochromen Sequenzmarkierung, der Radiologie und der Photographie untersucht.

Zwischen dem kortikospongiösen Beckenspan und dem kortikospongiösen Rippenspan besteht kein signifikanter Durchblutungsunterschied vor und während der Transplantatzeit. Der defektüberbrückende Rippenspan weist eine gleich gute Durchblutungsdynamik wie der kortikalisständige Rippenspan auf. Durch den Kortikalisdefekt ist das medulläre, aktive, gefäßreiche Granulationsgewebe dem Transplantat rasch zugänglich und kann die Substitution schneller durchführen als bei den kortikalisständigen Rippenanteilen. Die substitutierenden Kräfte des Markgewebes erweisen sich größer als die des Periosts.

Literatur

1. Annersten S (1940) Experimentelle Untersuchungen über Osteogenese und die Biochemie des Frakturkallus. Acta Chir Scand (Suppl) 84/60:1−181
2. Arens W (1964) Erfahrungen und Folgerungen aus 500 Knochenverpflanzungen. Langenbecks Arch Chir 308:1024−1027
3. Axhausen G (1909) Die histologischen und klinischen Gesetze der freien Osteoplastik auf Grund von Tierversuchen. Langenbecks Arch Chir 88:23−145
4. Axhausen G (1911) Kritische Bemerkungen und neue Beiträge zur freien Knochentransplantation. Langenbecks Arch Chir 94:241−280
5. Axhausen W (1951) Die Quellen der Knochenneubildung nach freier Knochenüberpflanzung. Langenbecks Arch Chir 270:439−443
6. Barth E (1895) Histologische Untersuchungen über Knochenreplantationen. Beitr Pathol Anat 17:65−142
7. Baschkirzew NJ, Petrow NN (1912) Beiträge zur freien Knochenüberpflanzung. Dtsch Z Chir 113:490−531
8. Baudenbacher R, Ricklin P (1984) Knochenbolzung bei osteochondralen Kleinfragmentfrakturen und Osteochondrosis dissecans. Helv Chir Acta 50/5:655−661
9. Bauermeister A (1958) Experimentelle Grundlagen für den Aufbau einer neuen Knochenbank. Hefte Unfallheilkd 58:1−145
10. Berggren A, Weiland AJ, Ostrup LT, Dorfmann H (1982) Microvascular free bone transfer with revascularization of the medullary and periostal circulation or the periostal circulation alone. A comparative experimental study. J Bone Joint Surg (Am) 64/1:73−87
11. Berggren A, Weiland AJ, Dorfmann H (1982) Free vascularized bone grafts: factors affecting their survival and ability to heal to recipient bone defects. Plast Reconstr Surg 69/1:19−29
12. Betzel F (1956) Die Transplantation von Knochen. Vor- und Nachteile der verschiedenen Verfahren. Dtsch Med Wochenschr 81:2016−2022
13. Biebl M (1950) Die transkortikale Knochenbolzung mit körpereigener Rippe für die blutige Behandlung von Frakturen und Pseudarthrosen. Zentralbl Chir 75:179−189
14. Bier A (1923) Über Knochenregeneration, über Pseudarthrosen und über Knochentransplantate. Arch Klin Chir 127:1−136
15. Branemark PJ (1959) Vitalmicroscopy of bone marrow in rabbit. Scand J Clin Lab Invest (Suppl 38) 11:1−182
16. Breuer F (1935) Rippenumhülsung zur Behandlung von Pseudarthrosen der langen Röhrenknochen. Dtsch Z Chir 244:445−451
17. Bridger GP (1981) Split rib graft for alar collapse. Arch Otolaryngol 107/2:110−113
18. Brookes M (1967) Blood flow rates in compact and cancellous bone and bone marrow. J Anat 101/3:533−541
19. Brookes M (1970) Arteriolar blockade: A method of measuring blood flow rates in skelcton. J Anat 106/3:557−563
20. Brookes M (1974) Approaches to non-invasive blood flow measurements in bone. Biomedl Engeneering, London, pp 342−347
21. Brown KL, Cruess PL (1982) Bone and cartilage transplantation in orthopaedic surgery. A review. J Bone Joint Surg (Am) 64/2:270−279
22. Bürkle de la Camp H (1953) Zur Pseudarthrosenbehandlung mit Knochenverpflanzungen. Helv Chir Acta 20:383−385

23. Burchardt H (1983) The biology of bone graft repair. Clin Orthop 174:28—42
24. Burri C (1974) Posttraumatische Osteitis. Huber, Bern Stuttgart Wien
25. Chase SW, Herndon CH (1955) The fate of autogenous and homogenous bone grafts. A historical review. J Bone Joint Surg 37:809—841
26. Copp DH, Shim SS (1965) Extraction ratio and bone clearance of Sr 85 as a measure of effective bone blood flow. Circ Res 16:461—467
27. Cummine J, Armstrong L, Nade S (1983) Osteogenesis after bone and bone marrow transplantation. Studies of allular behaviour using combined myelo-osseous grafts in the subscobutic guinea-pig. Acta Orthop Scand 54/2: 235—241
28. Cumming JD (1962) A study of blood flow through bone marrow by a method of venous effluenz collection. J Physiol 162:13—20
29. Dambe LT, Sauer K, Schweiberer L (1978) Revaskularisation frischer homologer Knochentransplantate in die Diaphyse des Röhrenknochens beim Hund. Arch Orthop Trauma Surg 92:35—45
30. Dambe LT, Sauer K, Eitel F, Schweiberer L (1981) Morphologie der Einheilung von frischen autologen und homologen Spongiosatransplantaten in Diaphysendefekte. Unfallheilkunde 84:115—120
31. Delen J (1963) Tetracycline localisation in the early stages of isogenous bone graft. Nature 198:194—221
32. Domenech RJ, Hofmann JIE, Noble MJM, Saunders KB, Ilenson JR, Subijanto S (1969) Total and regional coronary blood flow measured by radioactive microspheres in conscious and anaesthesized dogs. Circ Res 25:581—596
33. Donski PK, O'Brian McC (1981) Freie mikrovaskuläre Epiphysentransplantation: Experimentelle Studie am Hund. Handchir Mikrochir Plast Chir 13:95—99
34. Draenert K, Draenert Y, Springorum HW, Gauer G, Müller ME, Willenegger H (1981) Histo-Morphologie des Spongiosadefektes und die Heilung des autologen Spongiosatransplantates. In: Cotta H, Martini AK (Hrsg) Implantate und Transplantate in der Plastischen- und Wiederherstellungschirurgie. Springer, Berlin Heidelberg New York
35. Drinker CK, Drinker KR (1916) A method for maintaining an artificial circulation through the tibia of the dog, with a demonstration of the vasomotor control of the marrow vessels. Am J Physiol 40:514—521
36. Drinker CK, Drinker K, Lund CC (1922) The circulation in the anammalian bone marrow. Am J Physiol 62:1—92
37. Ecke H (1967) Neue Wege der quantitativen Bestimmung der ossären Regeneration an Knochentransplantaten. Langenbecks Arch Chir 319:448—465
38. Ecke H (1967) Die Transplantation der Epiphysenfuge. Vorträge aus der praktischen Chirurgie. Enke, Stuttgart, S 77
39. Ecke H, Rompel K, Grabow L (1964) Tierexperimentelle Untersuchungen zur Bestimmung der Qualität von Knochenspänen verschiedener biologischer Herkunft für Transplantationszwecke. Langenbecks Arch Chir 307:169—178
40. Ecke H, Neubert C, Haas R, Rehm KE, Völkel W, Schultheis KH (1982) Ergebnisse nach autologer Knochenspanverpflanzung — eine elfjährige Behandlungsperiode. Unfallchirurgie 8/6:392—398
41. Ecke H, Völkel W, Faupel L, Schulz A (1983) Die Anlagerung von autologen Rippenspänen zur Überbrückung langstreckiger Knochendefekte (Kongreßbericht). Langenbecks Arch Chir 361
42. Edholm OG, Howarth S, McMicheal J (1954) Heart failure and bone blood flow in osteitis deformans. Clin Sci 5:249—260
43. Eichler J, Walter F (1967) Ein Beitrag zur Fluoreszenzmikroskopie des Knochengewebes. Leitz Mitt Wissensch Techn 4:110—113
44. Eitel F, Schenk K, Schweiberer L (1980) Cortikale Revaskularisierung nach Marknagelung an der Hundetibia. Unfallheilkunde 83:202—209
45. Eitel F, Schweiberer L, Sauer K, Dambe LT, Klapp F (1980) Theoretische Grundlagen der Knochentransplantation: Osteogenese und Revaskularisation als Leistung des Wirtslagers. In: Hierholzer G, Zilch H (Hrsg) Transplantatlager und Implantatlager. Springer, Berlin Heidelberg New York

46. Eitel F, Seiler H, Schweiberer L (1981) Vergleichende morphologische Untersuchungen zur Übertragbarkeit tierexperimenteller Ergebnisse auf den Regenerationsprozeß des menschlichen Röhrenknochens. Unfallheilkunde 1/84:250–254
47. Eitel F, Seiler H, Schweiberer L (1981) Vergleichende morphologische Untersuchungen zur Übertragbarkeit tierexperimenteller Ergebnisse auf den Regenerationsprozeß des menschlichen Röhrenknochens. Unfallheilkunde 2/84:255–264
48. El Deeb M, Waite DE, Meyer MW (1981) Evaluation of local blood flow after total maxillary osteotomy. J Oral Surg 39/4:249–254
49. Fang HC, Miltner LJ (1933) Comparison of osteogenic power of periosteal transplants from rib and tibia. Proc Soc Exp Biol Med 31:386–398
50. Faupel L (1984) Vergleichende Untersuchungen der biologischen Wertigkeit frei transplantierter Beckenkamm- und Rippenspäne. Langenbecks Arch Chir (Suppl) 101:213–216
51. Flameng W (1976) Die Pathophysiologie der regionalen Perfusion des Myocards. Dissertation, Universität Gießen
52. Frederic W, Rhinelander MD (1968) The normal microcirculation of diaphysical cortex and its response of fracture. J Bone Joint Surg (Am) 50/4:23–34
53. Frederic W, Rhinelander MD, Richard A, Baragry A (1962) Microangiography in bone healing. J Bone Joint Surg (Am) 44/7:1273–1298
54. Friedenstein AJ (1973) Determined and inducible osteogenic precursor cells. In: Hard tissue growth, repair and mineralization (Ciba Foundation Symposium). Blackwell, London, pp 169–185
55. Friedländer GE, Mankin HJ (1984) Transplantation of osteochondral allografts. Annu Rev Med 35:311–325
56. Frost HM (1969) Tetracycline – based analysis of bone remodeling. Calcif Tissue Res 3:211–221
57. Gallie WE (1914) The history of a bone grafts. Am J Orthop Surg 12:201–211
58. Gerngroß H, Burri C, Kinzl L, Merk J, Müller GW (1982) Komplikationen an den Entnahmestellen autologer Spongiosatransplantate. Aktuel Traumatol 3:146–152
59. Goth D (1983) The cortico-cancellous bolting chip. Handchir Mikrochir Plast Chir 15/1:29–34
60. Gotzen L, Eunker J (1984) Spanplastik bei der habituellen Schulterluxation. Hefte Unfallheilkd 170:193–205
61. Graf R (1959) Gefäßversorgung autoplastischer Spongiosatransplantate und ihre Bedeutung. Bruns Beitr Klin Chir 198:390–400
62. Gray JC, Elves MW (1982) Donor cells contribution to osteogenesis in experimental cancellous bone grafts. Clin Orthop 163:261–271
63. Gross PM, Heistad DD, Marcus ML (1978) Neurohumeral regulation of blood flow to bones and marrow. Am J Physiol 237:440–448
64. Gross PM, Marcus ML, Heistad DD (1981) Measurement of blood flow to bone and marrow in experimental animals by means of the microsphere technique. J Bone Joint Surg (Am) 63/6:1028–1031
65. Gupta D, Khanna S, Tuli SM (1982) Bridging large bone defects with a xenograft composited with autologous bone marrow. An experimental study. Int Orthop 6/2:79–85
66. Hagemann H, Schauwecker HH (1981) Behandlung infizierter langstreckiger Defektpseudarthrosen der Tibia. Unfallheilkunde 84:240–245
67. Hague JU (1981) Successful reconstruction of traumatic extrusion of distal femoral shaft. Injury 12/4:331–333
68. Hales JRS, Cliff WJ (1976) Direct observations of behaviour of microspheres in microvasculature. Bibl Anat 15:87–91
69. Ham AW, Gordon S (1952) The origin of bone that forms in association with cancellous chip transplanted into muscle. Br J Plast Surg 5:154–160
70. Ham AW, Harris WR (1974) Repair and transplantation of bone. In: Bourne GB (ed) The biochemistry and physiology of bone, 2nd edn, vol 3, chap 10. Academic Press, New York San Francisco London, pp 337–399

71. Hamperl H (1966) Lehrbuch der allgemeinen Pathologie und der pathologischen Anatomie. Springer, Berlin Heidelberg New York
72. Hancox NM (1947) The survival of transplanted embryo bone grafted to chorioallantoic membrane and subsequent osteogenesis. J Physiol 106:279–285
73. Heine B (1836) Über die Wiedererzeugung neuer Knochenmassen und Bildung neuer Knochen. J Chir Augenheilkd 24:513–519
74. Heiple KG, Kendrick RE, Herndon CH, Chase SW (1967) A critical evaluation of processed calf bone. J Bone Joint Surg (Am) 49:1119–1127
75. Hellem S, Jacobsson LS, Nilsson GE, Lewis DH (1983) Measurement of microvascular blood flow in cancellous bone using laser Doppler flowmetry and 133 Xe-clearance. Int J Oral Surg 12/3:165–167
76. Hellem S, Jacobsson LS, Nilsson GE (1983) Microvascular response in cancellous bone to halothane – induced hytotension in pigs. Int J Oral Surg 12/3:178–185
77. Hendrich V, Kuner EH, Krumm M, Alecozay N (1982) Behandlungsergebnisse nach homologer und autologer Spongiosaplastik bei der Plattenosteosynthese frischer Femurfrakturen. Hefte Unfallheilkd 158:169–173
78. Hermichen HG, Schmelzeisen H, Pflugfelder H (1981) Das Rippenresektat zur Überbrückung knöcherner Defekte. In: Cotta H, Martini AK (Hrsg) Implantate und Transplantate in der Plastischen- und Wiederherstellungschirurgie. Springer, Berlin Heidelberg New York, S 168–169
79. Heslop BF, Zeiss JM, Nisbet NW (1960) Studies on transference of bone (I). Brit J Exp Pathol 41:269–287
80. Heymann MA, Payne BD, Hoffmann JIE, Rudolph AM (1977) Blood flow measurement with radionuclide-labeled particles. Prog Cardiovasc Dis 20:55
81. Höltje WJ (1981) Die Einheilung von autologen Rippenspänen unterschiedlichere Größe im Tierversuch. In: Cotta H, Martini AK (Hrsg) Implantate und Transplantate in der Plastischen- und Wiederherstellungschirurgie. Springer, Berlin Heidelberg New York, S 142–146
82. Hof RP (1982) Messung der regionalen Durchblutung mit Hilfe von Tracer-Mikrospheren. Eine Methode, ihre Anwendung und ihre Probleme. Triangel 21/1:29–36
83. Holz U, Weller S, Borell-Kost S (1982) Indikation, Technik und Ergebnisse der autologen Knochentransplantation. Chirurg 53/4:219–224
84. Humphreys ER, Green D, Howells GR, Thorne MC (1982) Relationship between blood flow bone structur and 239 Pu deposition in the mouse skeleton. Calcif Tissue Int 34/4:416–421
85. Hutzschenreuter P (1972) Beschleunigte Einheilung von allogenen Knochentransplantaten durch Präsensibilisierung des Empfängers und stabile Osteosynthese. Langebecks Arch Chir 331:321–343
86. Jaworski ZF, Lok E (1972) The rate of osteoblastic bone erosion in Haversian remodeling sites of adult dogs rib. Calcif Tissue Res 10:103–112
87. Johner R (1972) Zur Knochenheilung in Abhängigkeit der Defektgröße. Helv Chir Acta 39:409–411
88. Johnson HA (1981) A second crop of rib grafts: An error in technique. Br J Plast Surg 34/3:305
89. Jones LC, Niv AJ, Davis RF, Hungerford DS (1982) Bone blood flow in the femora of anesthesized and conscious dogs in a chronic preparation, using the radioactive tracer microsphere method. Clin Orthop 170:286–295
90. Jungbluth KH, Schmittinger K (1971) Experimentelle Bestimmung der Knochendurchblutung mit Fluor 18. Arch Chir 329:7–8
91. Kandel RA, Pritzker PH, Langer F, Gross AE (1984) The pathologic feature of massiv osseous grafts. Hum Pathol 15:141–146
92. Kane WJ (1968) Fundamental concepts in bone blood flow studies. J Bone Joint Surg (Am) 50:801–811
93. Kaufmann AY, Bindermann J, Fine N (1984) The influence of bis-dequalinium acetate on bone regeneration induced by grafts of combined inorganic heterologous bone and autologous marrow. Oral Surg 57/3:315–319

94. Kelly PJ (1968) Anatomy, physiology and pathology of the blood supply of bones. J Bone Joint Surg (Am) 50/4:766–779

95. Kempi V, Sandegaard J (1982) Determination of bone supply with Tc-99m red blood cells and In-113m transferrin in fractures of femoral neck: Concise communication. J Nucl Med 23/5:400–403

96. Kiehn CL, Friedell HL, MacIntyre WJ (1948) Study of the vitality of tissue transplants by means of radioactive phosphorus: preliminary report. Plast Reconstr Surg 3:335–339

97. Kiehn CL, Cebul F, Berg M, Gutentag J, Glover DM (1952) Milestones on modern plastic surgery. A study of vascularisation of experimental bone grafts by means of radioactive phosphorus and the transparent chamber. Ann Surg 12/3:287–295

98. Kingma MJ, Hampe JF (1964) The behaviour of blood vessels after experimental transplantation of bone. J Bone Joint Surg (Br) 46/1:141–150

99. Klümper A (1976) Grundlagen zur intraossären Angiographie am menschlichen Röhrenknochen. Fortschr Röntgenstr 125/2:129–136

100. Krompecher S (1937) Die Knochendurchblutung. Fischer, Jena

101. Krüger E, Lösch G (1964) Experimentelle Untersuchungen über Gefäßanschlüsse autoplastischer Knochentransplantate und die Bedeutung überlebender Zellen für die Knochenneubildung. Dtsch Zahn Mund Kieferheilkd 41:177–195

102. Kunze KG, Kraus J, Winkler B, Wüsten B (1978) Messung der Knochendurchblutung mit „tracer-microspheres"-Methode. Unfallchirurgie 4/4:253–255

103. Kunze KG, Hofstetter H, Posalaky J, Winkler B (1981) Changes in blood flow in the bones after osteotomy and osteosynthesis. Unfallchirurgie 7/3:169–180

104. Kunze KG, Faupel L, Rittstieg U, Hofmann D (1981) Veränderungen der Knochendurchblutung nach Femurmarknagelosteosynthesen beim Schäferhund. 98. Chir Kongreß, München

105. Kunze KG, Faupel L, Kenne M (1982) Die Knochendurchblutung und ihr Verhalten nach Osteotomien und Osteosynthesen – Langzeituntersuchungen bei Schäferhunden. Hefte Unfallheilkd 158:54–59

106. Lahtinen T (1984) The origin of the components in 133 Xe bone washout curves. Phys Med Biol 29/3:284–286

107. Lathinen T, Alhava EM, Karjalainen P, Romppanen T (1981) The effect of age on blood flow in the proximal femur in man. J Nucl Med 22/11:966–972

108. Law EG, Heistad DD, Marcus ML, Nickelson MR (1982) Effect of hip position on blood flow to the femur in puppies. J Pediatr Orthop 2/2:133–137

109. Leach MO, Bell CM (1982) Blood flow measurement and the partition coefficient of 133 Xe in bone. Phys Med Biol 27/11:1401–1403

110. Lentrodt J, Höltje WJ (1976) Tierexperimentelle Untersuchungen zur Revaskularisation autologer Knochentransplantate. Fortschr Kiefer Gesichtschir 20:17–21

111. Levander G (1938) A study of bone regeneration surgery. Surg Gynecol Obstet 67: 705–714

112. Lexer E (1908) Die Verwendung der freien Knochenplastik. Arch Klin Chir 86:1–186

113. Lexer E (1919) Die freien Transplantationen, Teil 1. Neue Dtsch Chir 26:15–48

114. Lexer E (1922) Über die Entstehung von Pseudarthrosen nach Frakturen und nach Knochentransplantationen. Arch Klin Chir 119:520–607

115. Lexer E (1924) Die freien Transplantationen. Enke, Stuttgart, S 1–201

116. Lindstroem J, Branemark PJ, Albrektsson T (1981) Mandibular reconstruction using the preformed autologous bone graft. Scand J Plast Reconstr Surg 15/1:29–38

117. Lintner P, Burri C, Claes L (1977) Biomechanische Untersuchungen zur Stabilitätswirkung cortico-spongiöser Späne bei Defektosteosynthesen. Langenbecks Arch Chir (Supp) 77:79–84

118. Lipson RA, Dief H, Greyson ND, Kawano H, Gross AE (1981) Bone scanning in assesing viability of vascularized skeletal tissue transplants. Clin Orthop 160:279–289

119. Lunde PKM, Michelson K (1970) Determination of cortical blood flow in rabbit femur by radioactive microspheres. Acta Physiol Scand 80:39–44

120. Maatz R (1964) Das Wesen des Kieler Spanes. Langenbecks Arch Chir 308:1028–1034
121. Maatz R, Lentz W, Graf R (1952) Die Knochenbildungsfähigkeit konservierter Späne. Zentralbl Chir 77:1376–1382
122. MacEwens A (1882) Observations touchant la transplantation osseuse. Rev Chir 1–24
123. McGrath MH, Watson HK (1981) Late results with local graft donor sites in hand surgery. J Hand Surg 6/3:234–237
124. Makowski EL, Meschia E, Drägemüller GW, Battaglia FC (1968) Measurement of umbilical arterial blood flow to the sheep placenta and fetus in utero. Circ Res 23:623–631
125. Maletta JA, Gasser JA, Fonseca RJ, Nelson JA (1983) Comparison of the healing and revascularization of onlayed autologous and lyophilized allogenic rib grafts to the edentulous maxilla. J Oral Maxillofac Surg 41/8:478–499
126. Marchand J (1899) Zur Kenntnis der Knochentransplantation. Verh Pathol Ges 837–859
127. Marcus ML, Heistad DD, Ehrhardt JC, Abboud FM (1976) Total and regional cerebral blood flow measurement with 7–10, 15–20 und 50 μ microspheres. J Appl Physiol 40:501–507
128. Matti H (1932) Über freie Transplantationen von Knochenspongiosa. Langenbecks Arch Chir 168:236–258
129. Mendes DG, Roffmann M, Silbermann M (1984) Reconstruction of the acetabular wall with bone graft in arthroplasty of the hip. Clin Orthop 186:29–37
130. Mentzel HE, Graeber M (1981) Mißerfolge der Spongiosaplastik bei Osteotomien und Pseudarthroseoperationen. In: Cotta H, Martini AK (Hrsg) Implantate und Transplantate in der Plastischen- und Wiederherstellungschirurgie. Springer, Berlin Heidelberg New York, S 184–186
131. Milachowski KA, Sauer W, Wirth CJ, Kriegel H, Erhardt W (1983) Die Bedeutung des Entnahmeortes für die Einbaurate autologer Spongiosa. Tierexperimentelle Untersuchung an der Schaftibia. Unfallheilkunde 86/1:10–15
132. Milch RA, Rall DP, Tobic JE (1957) Bone localization of the tetracyclines. J Natl Cancer Inst 19:87–93
133. Munro JR, Guyuron B (1981) Split-rib cranioplasty. Ann Plast Surg 7/5:341–346
134. Ollier XEL (1891) De l'osteogenese chirurgicale. Verhandlung des 10. internat. med. Kongresses zu Berlin, S 412–439
135. Oberdahlhoff H (1947) Zur Frage der Knochenneubildung. Chirurg 17/18:123–129
136. Owen M (1980) The origin of bonecells in the postnatal organism. Arthritis Rheum 23:1073–1080
137. Partsch K (1922) Über die Erfolge der Wiederherstellung des Kieferbogens durch Autoplastik. Zentralbl Chir 49:989
138. Peer LA (1955) Autogenous bone transplants in humans. Plast Reconstr Surg 13:56–64
139. Petrow NN (1913) Über den Substituierungsprozeß der Knochen bei der freien Transplantation in Weichteile. Ref Zentralbl Ges Chir 3:1–4
140. Petrow NN (1914) Zur Frage nach der Quelle der Regeneration bei Knochenüberpflanzung. Arch Klin Chir 105:16–24
141. Pfister U, Rahn BA, Perren SM, Weller S (1979) Vaskularität und Knochenumbau nach Marknagelung langer Röhrenknochen. Aktuel Traumatol 9:191–195
142. Phibbs RH, Dong L (1970) Nonuniform distribution of microspheres in blood flowing through medium-size artery. Can J Physiol Pharmacol 48:415–421
143. Popkirov S (1981) Entnahme autologer Knochentransplantate und gleichzeitiger osteoplastischer Ersatz des Donorknochendefektes. Zentralbl Chir 106/7:455–462
144. Prinzmetal M, Siurkin B, Bergmann HC (1947) Studies on the coronary circulation. The collateral circulation of the normal human heart by coronary perfusion with radioactive erythrocytes and glass microspheres. Am Heart J 33:420–422

145. Prosenz P (1972) Investigations on the filter capacity of the dogs brain. Arch Neurol 26:479–488
146. Rahn BA, Perren SM (1972) Alizarinkomplexon-Fluodochrom zur Markierung von Knochen- und Dentinabbau. Experimentia 28:180
147. Rahn BA, Berton A (1975) Die mehrfarbige Fluoreszenzmarkierung des Knochenanbaues. Chem Rundsch 28:26–27
148. Ranta R, Ylipaavalniemi P, Altonen M, Calonius PE (1981) Transplantation of free tibial periostal graft on alveolar bone defect in adult rabbit. Int J Oral Surg 10/2: 122–127
149. Ray RD, Sabet TY (1963) Bone grafts: Cellular survival versus induction. J Bone Joint Surg (Am) 45:337–344
150. Rehm KE, Neubert C, Haas R, Ecke H (1981) Der Stellenwert der autologen Spongiosaplastik in der operativen Knochenchirurgie. In: Cotta H, Martini AK (Hrsg) Implantate und Transplantate in der Plastischen- und Wiederherstellungschirurgie. Springer, Berlin Heidelberg New York, S 146–152
151. Rhinelander FW (1966) Observations on the microcirculation of experimental bone grafts. Proc. Dixieme Cong. Int. Chir. Orthop. Traumatol., Paris, pp 636–637
152. Rhinelander FW (1968) The normal microcirculation of diaphyseal cortex and its response to fracture. J Bone Joint Surg (Am) 50:784–791
153. Rhinelander FW (1972) Circulation of bone. In: Bourne GH (ed) The Biochemistry and physiology of bone, vol 2. Academic Press, New York, pp 1–77
154. Rhinelander FW (1974) Tibial blood supply in relation to fracture healing. Clin Orthop 105:34–81
155. Rhinelander FW, Baragry RA (1962) Microangiography in bone healing. J Bone Joint Surg (Am) 44:1273–1284
156. Rogge D, Trentz O (1981) Möglichkeiten und Grenzen der allogenen Spongiosatransplantation. In: Cotta H, Martini AK (Hrsg) Implantate und Transplantate in der Plastischen- und Wiederherstellungschirurgie. Springer, Berlin Heidelberg New York, S 152–157
157. Rubaschewa A, Priwes MG (1932) Vaskularisation der Röhrenknochen bei Autotransplantation. Bruns Beitr Klin Chir 156:299–312
158. Rudolph AM, Heymann MA (1967) The circulation of the fetus in utero: Methods for studying distribution of blood flow, cardiac output and organ blood flow. Circ Res 21:163–184
159. Sachs L (1978) Angewandte Statistik. Springer, Berlin Heidelberg New York
160. Sauer HD, Niese D, Schöttle H (1978) Die stabilisierende Wirkung des autologen corticospongiösen Spanes in der Behandlung knöcherner Defekte. Unfallheilkunde 81:565–567
161. Saur K, Dambe LT, Schweiberer L (1978) Experimentalle Untersuchungen zum Einbau autologer Spongiosa in die Compacta des Röhrenknochens. Arch Orthop Trauma Surg 92:211–219
162. Sarvary A, Berentey G (1981) Die Behandlung von Defektpseudarthrosen mit „autologisierter" heterologer Spongiosa. Aktuel Traumatol 11/6:228–230
163. Schaper W, Levy W, Flameg W (1973) Myocardial steal produced by coronary vasodilation in chronic coronary artery occlusion. Basic Res Cardiol 68:1–8
164. Schargus G, Schröder F, Sonntag G (1976) Experimentelle Untersuchungen über die Einheilung von Rippentransplantaten in Abhängigkeit von der Fixation. Fortschr Kiefer Gesichtschir 20:24–26
165. Schenk RK (1978) Die Histologie der primären Knochenheilung im Lichte neuer Konzeptionen über den Knochenumbau. Unfallheilkunde 81:219–227
166. Schenk RK, Willenegger H (1977) Zur Histologie der primären Knochenheilung. Modifikation und Grenzen der Spaltheilung in Abhängigkeit der Defektgröße. Unfallheilkunde 80:155–163
167. Schmelzeisen H, Bodo Z (1979/80) Das autologe Rippenresektat zur Behandlung größerer Knochenzysten. Chir Prax 26:653–661

168. Schmit-Neuerburg K, Wilde P, Dietrich C (1973) Defektüberbrückung am langen Röhrenknochen. Springer, Berlin Heidelberg New York (Hefte zur Unfallheilkunde, Heft 113)

169. Schnitzer JE, McKinstry P, Light TR, Odgen JA (1982) Quantitation of regional chondroosseous circulation in canine tibia and femur. Am J Physiol 242/3:365−375

170. Schöntag H, Schöttle H, Kruse HP, Langendorf HU (1979) Die Technik der Gefäß-darstellung mit Gelatine unter besonderer Berücksichtigung intraossärer Arterien. Unfallchirurgie 5/2:105−109

171. Schöttle H, Dallek M, Langendorff HU, Schöntag H, Jungbluth KH (1980) Heilung von Segmentdefekten am Röhrenknochen. Unfallchirurgie 98:1−10

172. Schoofs M, Carion JL, Amarante J, Panconi B, Bovet JL, Bandet J (1984) Micro-vascular free bone transfer: Experimental technique on rats femur. Microsurgery 5/1:19−23

173. Schramm W (1970) Klinische und tierexperimentelle Untersuchungen über die Trans-plantation autoplastischer Spongiosa. Springer, Berlin Heidelberg New York (Hefte zur Unfallheilkunde, Heft 104)

174. Schulz A (1985) Aufbau und Funktion des Knochengewebes als Grundlage genera-lisierter Osteopathie. Dialyse 10:2−15

175. Schweiberer L (1970) Experimentelle Untersuchungen von Knochentransplantaten mit unveränderter und mit denaturierter Knochengrundsubstanz. Springer, Berlin Heidelberg New York (Hefte zur Unfallheilkunde, Heft 103)

176. Schweiberer L, Schenk R (1977) Histomorphologie und Vaskularisation der sekun-dären Knochenbruchheilung unter besonderer Berücksichtigung der Tibiaschaft-fraktur. Unfallheilkunde 80:275−286

177. Schweiberer L, Brenneisen R, Dambe LT, Eitel F, Zwang L (1981) Derzeitiger Stand der auto-, hetero- und homoplastischen Knochentransplantation. In: Cotta H, Martini AK (Hrsg) Implantate und TRansplantate in der Plastischen- und Wiederherstellungs-chirurgie. Springer, Berlin Heidelberg New York, S 115−127

178. Schweiberer L, Eitel F, Betz A (1982) Spongiosatransplantation. Chirurg 53/4:195−200

179. Schweiberer L, Hofmeister G, Müller J (1978) Ist der macerierte, heterologe Knochen-span (Kieler Knochenspan) ein Calluslocker? Langenbecks Arch Chir 319:450−454

180. Shim SS (1968) Physiology of blood circulation in bone. J Bone Joint Surg (Am) 50:812−823

181. Shim SS, Patterson FP, Copp H (1971) Blood flow through different regions of long bone measured by a bone seeking radioisotopic method. Surg Gynecol Obstet 132:58−60

182. Springorum HW, Adler CP, Jäger W, Ober E (1977) Tierexperimentelle Untersu-chungen der Knochenregeneration am standardisierten Tibiadefekt des Kaninchens nach Implantation von Kollagenvlies im Vergleich zur autologen und homologen Spongiosaplastik. Z Orthop 115:686−693

183. Stauffer GF, Lathan RA, Curry GJ (1981) Grow effects of differing oronasal flaps on rip grafts in the dog palate. Br J Plast Surg 34/2:206−211

184. Stein F (1965) Die pathologische Anatomie der Transplantate. In: Gohrbandt E, Gabka J, Berndorfer A (Hrsg) Handbuch der Plastischen Chirurgie, Band 1. De Gryter, Berlin

185. Stevenson JS, Bright RW, Dunson GL, Nelson FR (1973) Technitium 99 m phosphate bone imaging: A method of assessing bone graft healing. Radiology 110:391−394

186. Stringa G (1957) Studies of the vascularisation of bone grafts. J Bone Joint Surg (Br) 39:395−406

187. Suzuki HK, Mathews A (1966) Two-colors fluorescent labeling of mineralizing tissues with tetracycline and 2.4 bis (N, N, -die (carbomethyl animomenthyl) fluores-cin. Stain Technol 41:57−60

188. Tellez M, Wootten R, Reeve J (1983) Skeletal blood flow measured with 18 F in patients with osteomalacia and hyperparathyroidismus. Eur J Nucl Med 8/7:299−302

189. Thielemann FW, Spaeth G, Veihelmann D, Schmidt K (1982) Osteoinduction. Part I: Test model and comparative long term observation of allogenic and xenogenic matrix implants. Arch Orthop Trauma Surg 99/4:217–222

190. Thielemann FW, Schmidt K, Koslowski L (1983) Neue Aspekte in der Behandlung größerer Knochendefekte. Aktuel Traumatol 13:115–119

191. Trueta J (1963) The role of the vessels in osteogenesis. J Bone Joint Surg 45:402–412

192. Upton J, Boyajian M, Mulliken JB, Glowacki J (1984) The use of demineralized xenogenie bone implants to correct phalangeal defects: A case report. J Hand Surg 9/3:388–391

193. Urist MR (1968) Surface decalcified allogenic bone (SDAB) implant. A preliminary report of 10 cases and 25 comparable operations with undecalcified lyophilized bone implants. Clin Orthop 56:37–50

194. Urist MR, Silverman BF, Büring K, Dubuc FL, Rosenberg JM (1967) The bone induction principle. Clin Orthop 53:243–283

195. Urist MR, Iwara H, Boyd SD (1974) Observations implicating an extra cellular enzyme mechanism of control of bone morphogenesis. J Histochem Cytochem 22:88–95

196. Vaughan J (1975) The physiology of bone. Claredon, Oxford

197. Veall N (1957) Proceedings of the British Institute of Radiology Review: Measurement of bone blood flow. Br J Radiol 48:70–78

198. Velasco RU, Habal MB, Spiegel PG, Lotz M, Leake DL (1983) A study of autologous cancellous bone particles in long bone discontinuity defects. Clin Orthop 177:254–273

199. Walker N (1981) Das vaskularisierte Knochentransplantat zur Überbrückung großer Knochendefekte. Handchirurgie 13:100–102

200. Wang GJ, Hubbard SL, Reger SJ, Miller ED, Stamp WG (1983) Femoral head blood flow in long-term steroid therapy: Study of rabbit model. South Med J 76/12:1530–1532

201. Weiss RA, Root WS (1959) Innervation of the vessels of the marrow cavity of certain bones. Am J Physiol 197:1253–1327

202. Weller S, Hansis M (1983) Die Spongiosaplombe zum Verschluß der Markhöhle. Eine technische Variante bei der Implantation von Hüftgelenkstotalendoprothesen. Aktuel Traumatol 13/6:256–258

203. Werken van der D, Marti RK (1982) Bone transplantations. Injury 13/4:217–218

204. Wheeler ES, Kawamoto HK (1973) Bone grafts for nasal reconstruction. Plast Reconstr Surg 69/1:9–18

205. White NB, Ter-Pogossian MM, Stein AH (1974) A method to determine the rate of blood flow in long bone and selected soft tissue. Surg Gynecol Obstet 119:535–540

206. Wirth CJ, Jaeger M (1982) Art und Wahl des Knochentransplantates bei nicht-infizierten und infizierten Pseudarthrosen langer Röhrenknochen. Aktuel Traumatol 12/6:294–302

207. Willenegger H (1964) Die biologischen Vorgänge in Transplantat und -lager bei autologer, homologer und heterologer Transplantation der verschiedenen Gewebe und Organe (Einbau, Umbau, Stoffwechsel). Langenbecks Arch Chir 308:955–968

208. Winkler B, Stämmler G, Schaper W (1982) Measurement of radioactive tracer microsphere blood flow with Na J (Ti)- und Ge-well type detectors. Basic Res Cardiol 77:292–300

209. Wray RC Jr, Mathes SM, Young VL, Weeks PM (1981) Free vascularized whole-joint transplantats with ununited epiphyses. Plast Reconstr Surg 67/4:519–525

210. Wüsten B (1976) Distribution of left ventricular cardioblood-flow under versious loading conditions. 9. Converence of the European Society of Microcirculation, Antwerpen, July 1976

211. Wüsten B (1977) Die Determination des Koronarwiderstandes. Thesis, Universität Gießen

Sachverzeichnis

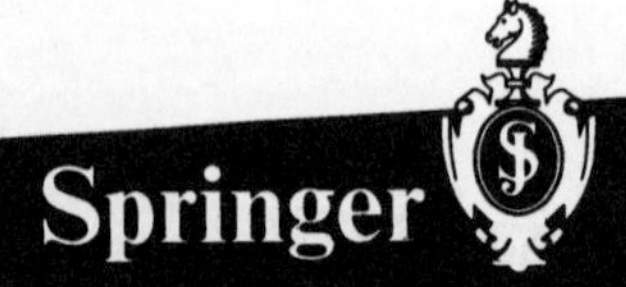